O TRAUMA NA PANDEMIA DO CORONAVÍRUS

JOEL BIRMAN
O TRAUMA NA PANDEMIA DO CORONAVÍRUS

1ª edição

Rio de Janeiro | 2020

Copyright © Joel Birman, 2020

CIP-BRASIL. CATALOGAÇÃO NA PUBLICAÇÃO
SINDICATO NACIONAL DOS EDITORES DE LIVROS, RJ

B521t
Birman, Joel, 1946-
O trauma na pandemia do Coronavírus : suas dimensões políticas, sociais, econômicas, ecológicas, culturais, éticas e científicas / Joel Birman. −1ª ed. − Rio de Janeiro: José Olympio, 2020.

ISBN 978-65-58-02007-3

1. Coronavírus (Covid-19). 2. COVID-19 (Doença) − Aspectos psicológicos. 3. Epidemias − Aspectos políticos. 4. Epidemias − Aspectos econômicos. 5. Epidemias − Aspectos sociais. 6. Epidemias − Aspectos ambientais. I. Título

20-66524
CDD: 616.2414
CDU: 616-036.22:159.942

Camila Donis Hartmann − Bibliotecária − CRB-7/6472

Todos os direitos reservados. Proibida a reprodução, o armazenamento ou a transmissão de partes deste livro, através de quaisquer meios, sem prévia autorização por escrito.

Texto revisado segundo o novo Acordo Ortográfico da Língua Portuguesa.

Direitos desta edição adquiridos pela
EDITORA CIVILIZAÇÃO BRASILEIRA
Um selo da
EDITORA JOSÉ OLYMPIO LTDA.
Rua Argentina, 171 − 3º andar − São Cristóvão
20921-380 − Rio de Janeiro, RJ
Tel.: (21) 2585-2000

Seja um leitor preferencial Record.
Cadastre-se no site www.record.com.br e receba informações sobre nossos lançamentos e promoções.

Atendimento e venda direta ao leitor:
sac@record.com.br

Impresso no Brasil
2020

*Para Thais, que compartilhou comigo
de forma apaixonada a experiência da peste.*

"O que é verdadeiro sobre todos os males do mundo
também é verdadeiro em relação à peste.
Ajuda os homens a se superar."[1]

---

1 Albert Camus, *A peste*, Rio de Janeiro, Record, 2020.

SUMÁRIO

Introdução 11

1. Saúde mental 17
2. Tríptico conceitual 25
3. Vírus 27
4. Ecologia 31
5. A bolsa ou a vida? 43
6. Pandemia 55
7. Discurso científico e discurso técnico: a tecnociência 63
8. Dispositivo da peste e dispositivo da lepra 71
9. Cosmopolitismo? 81
10. Novo normal? 87
11. Desigualdades, precariedades,
    racismo estrutural e hierarquias de gênero 95
12. Singularidades 103
13. Enfermidade 105
14. Exceção brasileira 117
15. Dupla mensagem,
    confusão mental e divisão psíquica 129

16. Desamparo, desalento e desafio 135
17. Cartografia sintomática 139
18. Experiência psicanalítica 147

Conclusão – A biopolítica e o imperativo da vida 151
Apêndice – Discurso psicanalítico 155
Referências bibliográficas 159

INTRODUÇÃO

A finalidade e o objetivo fundamental deste livro são problematizar[1] a pandemia da Covid-19 na dimensão *psíquica,* colocando ao mesmo tempo em destaque as suas dimensões *biológicas, médicas, sociais, econômicas, políticas, ecológicas e culturais,* sem as quais esta obra seria não apenas inconsistente do ponto de vista teórico como também insustentável na narrativa dos acontecimentos cruciais que produzem inflexões ao longo da peste, pois desmancharia no ar em fragmentos fluidos e de concatenação conceitual impossível.

Em decorrência disso, este livro é de caráter *interdisciplinar,* se bem que voltado para uma perspectiva especificamente psicanalítica, uma vez que a experiência da pandemia se caracteriza pela marca insofismável da *complexidade,* para aludir desde o início deste percurso ao conceito epistemológico de Edgard Morin.[2] Portanto, o caráter interdisciplinar da leitura da pandemia em questão delineia as suas marcas patentes de ordem teórica e metodológica, ao mesmo tempo.

---

1 Michel Foucault, *Dits et Écrits. Volume I,* Paris, Gallimard, 1994. [Ed. bras.: *Ditos e escritos — v. I,* Rio de Janeiro, Forense Universitária, 2010.] Gilles Deleuze; Félix Guattari, *Mille Plateaux, Capitalisme et schizophrenie 2,* Paris, Minuit, 1980. [Ed. bras.: *Mil platôs 2: capitalismo e esquizofrenia,* São Paulo, Editora 34, 2011.]
2 Edgar Morin, *La Complexité humaine* [A complexidade humana], Paris, Flammarion, 1994.

O TRAUMA NA PANDEMIA DO CORONAVÍRUS

É preciso dizer que este livro foi escrito durante o tempo trágico do acontecimento e no calor da hora da pandemia do novo Coronavírus. Sua necessidade surge do impacto catastrófico que a crise sanitária provocou em todo o cenário internacional, sem qualquer exceção, e que promoveu ao mesmo tempo a suspensão relativa das práticas econômicas e das trocas sociais, em todos os continentes, pelo imperativo de ordem de isolamento social horizontal, que foi devidamente estabelecida pelo discurso da ciência e norteado institucionalmente pela Organização Mundial de Saúde. Em consequência disso, foram produzidas a *ruptura* e a *descontinuidade* radical das práticas de *sociabilidade* e dos *laços intersubjetivos* em todo o mundo, de forma a relançar e a rearticular em outras bases as coordenadas do processo civilizatório, em escala ampla, geral e irrestrita, como veremos ao longo deste texto.

Este livro tem a marca estilística de um *ensaio*, caracterizado pela construção de uma *argumentação* que se pretende rigorosa, sem deixar de destacar todas as evidências e as referências empíricas e científicas, sem as quais a construção argumentativa não teria qualquer sentido e sustentação teórica, uma vez que deslizaria como massa amorfa pelos dedos, pois as mãos não poderiam efetivamente segurá-la com a necessária firmeza.

Além disso, por ter sido escrito no calor da hora da experiência social e sanitária da pandemia, evidencia-se o sabor amargo e psiquicamente elaborativo, pelo menos para mim, como autor, mas espero que seja compartilhado pelos meus possíveis e futuros leitores com a mesma paixão e gosto agridoce com que foi escrito por mim no tempo trágico da peste.

Por todas essas razões, nomeei este livro *O trauma na pandemia do Coronavírus*, em que a dimensão psíquica da pandemia se conjuga necessariamente com as dimensões políticas, sociais, econômicas, ecológicas, culturais, éticas e científicas, que apresento em seu subtítulo. Além disso, o título em si chama a atenção à problemática do *trauma*,

INTRODUÇÃO

que por sua vez está intimamente relacionada à noção de *catástrofe*, duas ideias que irão perpassar o caminho teórico que proponho.

O conceito de catástrofe remete diretamente para as linhas de força e de fuga que delineiam a constituição real do *mundo* na promoção da pandemia em causa, na sua efetiva multidimensionalidade. E o conceito de trauma, em contrapartida, reenvia para as coordenadas constitutivas do *sujeito*, que se inscreve no espaço real do mundo que foi colocado literalmente pelo avesso, isto é, pela *dor* e pelo *sofrimento*, que, como *dobras* ruidosas, modulam efetivamente os interstícios da experiência traumática, que incide de maneira singular sobre os indivíduos concretos.

Assim, o que estará em pauta na caracterização da dimensão psíquica do sujeito, na experiência da pandemia, será a ênfase colocada no *problema do trauma*. Esse se evidenciou no registro da clínica psicanalítica, em conjunção com os problemas da *angústia* e da *melancolia*, que também foram demonstrados no registro da experiência psicanalítica, numa leitura estrutural do campo do psiquismo. No entanto, os três problemas se afunilam de forma rigorosa e se costuram simultaneamente, de modo a remeterem para a *problemática do desamparo* psíquico do sujeito – tal como Freud sistematizou na obra, hoje clássica, *O mal-estar na civilização*, publicada em 1930[3] –, assim como para a problemática do *masoquismo*, isto é, do sujeito se dobrar no interstício e no abismo insondável do se fazer sofrer, delineado pelo discurso freudiano, tal como veremos mais adiante.

É preciso dizer que a atual pandemia da Covid-19 se mostrou como uma *catástrofe* de enormes proporções humanitárias, sociais e econômicas, ao mesmo tempo que ecológicas e culturais, que atingiu direta e simultaneamente todos os países e continentes do planeta, de forma impactante

---

3 Sigmund Freud, *Malaise dans Civilisation*, Paris, PUF, 1971. [Ed. bras.: *O mal-estar na civilização*, São Paulo, Companhia das Letras, 2011.]

O TRAUMA NA PANDEMIA DO CORONAVÍRUS

e vertiginosa. Com efeito, em setembro de 2020, no momento em que componho este livro, existem 29 milhões de casos e mais de 980 mil mortos pela Covid-19 em todo o mundo, dentre os quais 4,2 milhões de contaminados e mais de 132 mil óbitos são no Brasil, segundo os recenseamentos realizados nos Estados Unidos pela Universidade John Hopkins e pelo consórcio brasileiro estabelecido pelas empresas jornalísticas *O Globo, Extra, G1, Folha de S.Paulo* e *O Estado de S. Paulo*.

Portanto, esse é o tamanho epidemiológico atual da catástrofe humanitária em pauta, ao vivo e em cores; sem nos esquecermos, é óbvio, das subnotificações e de que a pandemia continua ainda o seu curso trágico pelo mundo, isto é, mortífero, amargo, inesperado, sempre flagelante e ainda acelerado. Como se sabe, diferentes países europeus estão lançados perigosamente hoje na segunda onda da pandemia, sem que se possa saber ao certo qual é o horizonte tangível para o seu término. Enfim, se delineia assim o circo de horrores que segue o seu caminho tortuoso na contemporaneidade, com o seu amontoado de cadáveres nauseabundos, empilhados como objetos amorfos e inanimados, que não puderam ser devidamente enterrados para serem reconhecidos como vidas dignas pelos rituais funerários, condição concreta de possibilidade para que o sujeito possa realizar o trabalho de luto na sua singularidade.

A pandemia em curso representa o maior acontecimento sanitário ocorrido no mundo desde a gripe espanhola de 1918 e apresenta efeitos ainda mais catastróficos que a pandemia do HIV/aids dos anos 1980. Assim, colocou em suspensão todas as atividades sociais e econômicas na totalidade dos países, transformou de forma radical *formas de vida* e de *sociabilidade*, que remetem seja para relações singulares do sujeito com o seu corpo, seja para as relações plurais do sujeito com o Outro em diversos contextos, assim como nas suas mais diferenciadas formas de existência, nos registros real e simbólico.

Portanto, neste ensaio realizo uma leitura da pandemia na perspectiva interdisciplinar, antes de empreender uma leitura psíquica sistemática

INTRODUÇÃO

dos efeitos da pandemia nos sujeitos e nas singularidades, além de delinear a sua incidência específica no registro da experiência clínica.

Minha inserção universitária como professor e pesquisador do Departamento de Ciências Humanas e Saúde, no Programa de Pós-Graduação em Saúde Coletiva, do Instituto de Medicina Social da Universidade do Estado do Rio de Janeiro, durante quarenta anos, me possibilitou a prática recorrente de pesquisa e de ensino de ordem interdisciplinar no campo da Saúde Coletiva, com colegas oriundos de diferentes campos discursivos e disciplinares (Sociologia, Antropologia, Política, Filosofia, Psicanálise, Epidemiologia e Medicina).

Este livro é a primeira produção significativa sobre o Coronavírus, sendo também a continuação do meu projeto anterior de pesquisa, financiado pelo CNPq. Esse, de início já abordava a problemática do "Trauma e catástrofe", mas, desde março de 2020, passou a colocar em foco a atual pandemia pela sua importância social, política e científica, e aplicar a perspectiva teórica da catástrofe e do trauma, que desenvolvi nos últimos cinco anos, em outras dimensões temáticas.

Gostaria de agradecer a todos os meus amigos, colegas e pesquisadores associados da linha de pesquisa "Trauma e catástrofe", nos dois lados do Atlântico – universidades Federal do Rio de Janeiro e Paris (Paris-Diderot) –, não um agradecimento formal, nem tampouco protocolar, mas, sim, intelectual, amoroso e afetivo, pelos embates frutíferos que marcaram essa colaboração e as trocas significativas que ocorreram nesses anos de trabalho conjunto. Constituiu-se assim, um laboratório permanente de produção, de reprodução e de circulação de discursos, de maneira que, sem a colaboração e a participação de todas essas vozes, este livro não poderia jamais ter sido escrito e estar sendo agora finalmente publicado.

Além disso, é preciso também destacar, uma vez que isso faz parte do arquivo e da história intelectual desta obra, que minha escrita se baseou em três conferências virtuais preliminares que realizei sobre a problemá-

O TRAUMA NA PANDEMIA DO CORONAVÍRUS

tica central deste livro, em maio, junho e julho de 2020, organizadas pela Academia Brasileira de Ciência, pelo Espaço Brasileiro de Estudos Psicanalíticos e pela Associação Brasileira de Saúde Coletiva (Abrasco), respectivamente. Nessas conferências, foi possível colocar a temática da pandemia nas atualidades internacional e nacional como problema estratégico de investigação, ao mesmo tempo de ordem psicanalítica e fundamentalmente interdisciplinar, norteada pela epistemologia da complexidade.

I. SAÚDE MENTAL

É necessário sublinhar, de forma preliminar, que a importância crucial da problemática escolhida para a composição deste livro na contemporaneidade se inscreve ao mesmo tempo, de fato e de direito, nos registros *político, social, econômico, cultural, médico, científico* e *ético*, tal como, aliás, a totalidade da experiência histórica da pandemia da Covid-19.

Assim, nos meses de maio e junho de 2020, a Organização Mundial da Saúde (OMS) se pronunciou publicamente sobre a importância da questão da *saúde mental, de forma insofismável,* no que concerne aos *efeitos* psíquicos da pandemia sobre os indivíduos, pelo estresse amplo, geral e irrestrito que a situação indiscutivelmente promove. Para a OMS, o estresse está atravessando a todos na atualidade, em escala mundial, não apenas pelo *isolamento social e físico* a que estamos submetidos neste tempo histórico, mas também pelos efeitos *sociais, culturais* e *econômicos* que a epidemia já promoveu até o momento e que continuará a produzir ainda mais no futuro, com os seus inquietantes desdobramentos *psíquicos* inquestionáveis. Por isso, ainda na avaliação correta da Organização Mundial da Saúde, deveriam ser destacados os efeitos sociais, econômicos, políticos, culturais e sanitários sobre o registro da saúde mental, que vão certamente acontecer no mundo da *pós-pandemia,* ao se configurar a constituição inexorável do que já se denominou como sendo o *novo normal*, com suas marcas trágicas, nas suas especificidades.

Diversos pesquisadores, agências de fomento e instâncias de investigação internacionais fizeram o prognóstico terrível de que teremos uma forte *retração econômica*, no âmbito mundial, com todos os seus efeitos correlatos. O que se espera é a produção de uma intensa *recessão*, e mesmo a instalação possível de uma efetiva *depressão* econômica no tempo da *pós-pandemia*. Pressupõe-se, na melhor das hipóteses, que a crise será *igual* à da histórica e catastrófica crise de 1929, que implicou a quebra vertiginosa do capitalismo internacional ou, na mais terrível das possibilidades, que será *pior* e bem mais *tenebrosa* do que foi essa crise anterior do capitalismo como sistema econômico, político e social.

Existe ainda outra conjectura entre os pesquisadores do campo da economia, a de que a nova crise em pauta será bem pior que a ocorrida em 2008, que paralisou o sistema capitalista internacional em decorrência do colapso do sistema imobiliário, alimentado pela bolha produzida pelo capital financeiro. No entanto, se na crise de 2008 os impasses do sistema bancário, sustentáculo do capital financeiro, foram resolvidos pelas benesses dos diferentes governos em auxílio às instituições insolventes – a começar pelo governo norte-americano, então comandado pelo presidente Obama, até chegar aos países europeus –, não se sabe ainda se a dita proteção escandalosa dos privilegiados de outrora irá se repetir no atual contexto social e político ou, pelo menos, em qual extensão seria. Uma terceira hipótese de previsão do futuro, bastante improvável de acontecer, aliás, é a indagação, que se impõe para alguns críticos, se as perdas e os prejuízos econômicos serão distribuídos de forma um pouco mais equitativa do que ocorreu no passado recente, para os diferentes setores, classes e segmentos sociais da população mundial.

É possível antever assim, sem qualquer sofisma, os trágicos efeitos psíquicos da crise em curso, que serão da ordem da catástrofe sobre o campo específico da saúde mental, assim como sobre as formas de vida

SAÚDE MENTAL

e de sociabilidade em escala global, como a Organização Mundial da Saúde anuncia de forma absolutamente rigorosa e correta.

No que se refere a isso, é preciso ainda destacar que a Oxfan, no mês de julho de 2020, antecipou, numa pesquisa bem fundamentada, que teremos, no tempo da pós-pandemia, outra pandemia dentro da pandemia, a *pandemia da fome*. Essa previsão catastrófica vai incidir sobre o Iêmen, a Índia, o Brasil, a África do Sul e outros países que lidam com a miséria, numa expectativa funesta de que teremos 280 milhões de óbitos como resultante desse desastre humanitário, no qual 12.500 pessoas morrerão diariamente por inanição.

Os efeitos serão catastróficos e aterradores. Não é necessário ter bola de cristal ou fazer exercício astrológico de previsão para afirmar o que existe de absolutamente funesto, do ponto de vista da saúde somática e da saúde mental, na morte de 12.500 pessoas por dia, em escala internacional, num cenário macabro de quase 300 milhões de mortos ao todo.

Além disso, é preciso destacar que a atual pandemia, em termos de desconstrução de sociedades e de existências singulares dos sujeitos, é equivalente às catástrofes promovidas nas duas grandes guerras mundiais. Isso considerando os impactos engendrados no plano global, nos diferentes registros constitutivos do mundo, com as transformações correlatas que a pandemia promoveu ao mesmo tempo nas formas de vida e de sociabilidade.

Segundo reportagem publicada no jornal *O Globo* no mês de junho de 2020,[1] durante a pandemia houve um aumento enorme da população que passou a viver nas ruas do Rio de Janeiro, constituída por trabalhadores informais que não tinham mais condições de trabalhar e que ainda não haviam recebido as contribuições governamentais de R$ 600. Esses trabalhadores passaram a dormir na rua por não poderem

---

1 <www.oglobo.globo.com/rio/em-meio-pandemia-do-coronavirus-cresce-numero-de-moradores-de-rua-no-rio-1-24485283>

O TRAUMA NA PANDEMIA DO CORONAVÍRUS

mais pagar aluguel, que já era seguramente precário, e passaram a ter acesso a refeições em atos de caridade e de filantropia, reduzidos que ficaram à condição terrível de mendicância e morte social.

O que acontece com a população precarizada e socialmente vulnerável do Rio de Janeiro deve ocorrer nas demais cidades brasileiras, talvez até com maior gravidade, considerando as piores condições sociais e econômicas de existência em outras capitais, cidades e outros estados do país.

O mesmo jornal *O Globo* publicou, em julho de 2020, um recenseamento exaustivo que demonstrava, de forma flagrante, o crescimento da favelização das populações de grandes centros urbanos brasileiros. Uma das razões para o aumento seria a impossibilidade de as pessoas se manterem em casa devido à perda do emprego, levando à construção de novas favelas na periferia das grandes cidades.

Para complementar esse cenário econômico e social funesto, em julho de 2020, o Instituto Brasileiro de Geografia e Estatística (IBGE) publicou o resultado da pesquisa com trabalhadores que solicitaram seguro-desemprego. Esse indicador socioeconômico aumentou vertiginosamente no Brasil entre janeiro e junho de 2020, principalmente a partir de março, quando se iniciou oficialmente a pandemia do novo Coronavírus no país.

No começo de agosto de 2020, o IBGE publicou outra pesquisa com números aterradores sobre *desemprego* no Brasil e a projeção de que, até o final do ano, 20% a 30% da força de trabalho brasileira ficará desempregada.

De acordo ainda com recenseamento publicado pelo IBGE em 7 de agosto de 2020, 18 milhões de pessoas deixaram de procurar emprego em julho deste ano sinistro, configurando assim o contingente de *desalentados* da população brasileira.

O incremento vertiginoso do desemprego e da demanda de seguro-desemprego ocorreu igualmente nos Estados Unidos, apesar de que, no tempo imediatamente anterior à pandemia, a economia norte-americana

SAÚDE MENTAL

mostrava índices de crescimento econômico e de indicadores de pleno emprego considerados inigualáveis ao longo da história do país, na avaliação dos especialistas em economia.

O mesmo processo se deu em diversos países europeus, não obstante as diferenças existentes entre si, no que se refere às suas estruturas econômicas e ordens sociais respectivas. Não se pode deixar de enfatizar a maior ajuda prestada por esses diversos Estados, e pelos Estados Unidos, aos desempregados e às micros, pequenas, médias e grandes empresas, o que não aconteceu no Brasil, apesar das iniciativas realizadas.

Em conexão estreita com esse tópico do incremento da pobreza e da miserabilidade social, é preciso destacar que, segundo os dados de pesquisa do IBGE de julho de 2020, cerca de 40% das famílias brasileiras tinham pelo menos um de seus membros dependente de algum auxílio promovido pelo governo para sobreviver.

Além disso, em setembro de 2020 o IBGE publicou nova pesquisa quantitativa sobre a *fome* no Brasil até o ano de 2019, onde se evidenciou de forma flagrante o retorno da fome no país em 2017, 2018 e 2019, nos governos Temer e Bolsonaro, invertendo negativa e drasticamente a tendência de queda dos anos anteriores. Dessa maneira, o que essa pesquisa indica de modo cristalino é o retorno vergonhoso do Brasil ao Mapa da Fome, da Organização das Nações Unidas, do qual já tinha saído desde o primeiro mandato do presidente Lula, números os quais serão certamente bem mais incrementados em 2020, com a pandemia em curso.

Deslocando-nos agora do registro das classes populares para o das classes médias, destacamos os efeitos iniciais da pandemia sobre os campos institucionais da *saúde* e da *escola*. Segundo pesquisas preliminares alardeadas pelas diversas modalidades de mídias, os planos de saúde perderam contingentes significativos de clientes que, pela falta de recursos econômicos e empobrecimento vertiginoso, não podiam mais pagar suas mensalidades e passaram a recorrer ao Sistema Único de Saúde

O TRAUMA NA PANDEMIA DO CORONAVÍRUS

(SUS). Ao lado disso, um volume expressivo da classe média retirou seus filhos de escolas privadas e os encaminhou ao ensino público, por não serem capazes de bancar as mensalidades escolares, que não condizem mais com suas condições de empobrecimento econômico ou mesmo de desemprego. Enfim, muitas escolas privadas de pequeno e médio portes, no que concerne a sua população de estudantes, fecharam as suas portas, seja porque não puderam manter o ensino *online*, seja pela saída dos alunos de pais empobrecidos e endividados.

Isso tudo antecipa de forma trágica o que ocorrerá no Brasil em um futuro próximo, quando os auxílios emergenciais aos trabalhadores informais e aos desempregados forem suspensos pelo governo brasileiro, pois tais auxílios são evidentemente temporários. O quadro desenha-se com o incremento da precarização do trabalho e do emprego, da miserabilidade, da morte social, da doença e da morte biológica e de seus corolários, todos em consequência desse processo funesto.

Os efeitos catastróficos da pandemia sobre o campo estrito da saúde mental são manifestos e inquestionáveis, não sendo mais necessário insistir no que existe de acertado e até mesmo de óbvio na avaliação e no prognóstico sombrio realizado pela Organização Mundial de Saúde.

Contudo, é preciso lembrar ainda que a OMS enunciava repetidamente, desde 2018, que a saúde mental deveria ter *destaque especial* no campo da *saúde coletiva* e em escala internacional, pois a *depressão* foi considerada, desde então, o maior problema de *saúde pública*, do estrito ponto de vista epidemiológico. Com efeito, a depressão já se destacava pelas suas altas taxas de incidência e de prevalência na população mundial, ocupando a indiscutível primeira posição entre todas as demais enfermidades. O que implica dizer que, se anteriormente as doenças cardíacas, o câncer, a diabetes e as enfermidades degenerativas do sistema nervoso ocupavam o topo na classificação das prioridades dos perigos e riscos epidemiológicos internacionais, desde 2018, em contrapartida, a depressão passou a ocupar essa *posição estratégica* do campo sanitário.

SAÚDE MENTAL

Contudo, é preciso enfatizar ainda que se o campo da saúde mental foi alçado a essa posição destacada e inédita no campo da saúde pública internacional, isso se deve ao amplo e vertiginoso processo de precarização das condições de trabalho e de vida das populações, em âmbito mundial, em decorrência da crise sistêmica do *neoliberalismo* de 2008, que teve o poder maligno de lançar as classes sociais e os segmentos sociais mais desfavorecidos das populações no abismo existencial do desespero e do desalento. Daí porque o incremento significativo da depressão como coroamento negativo e signo eloquente desse processo efetivamente devastador, assim como de outras modalidades de sofrimento psíquico.

A pandemia atual de Coronavírus potencializou ainda mais a importância que a saúde mental já havia assumido para a saúde pública, em consequência de tudo a que já nos referimos acima, confirmando sua posição prioritária no contexto social e histórico da atual crise sanitária internacional. Podemos até mesmo prever que essa importância estratégica será ainda mais desenvolvida num futuro próximo, pelo incremento vertiginoso do processo de precarização das condições sociais das populações no campo internacional.

É preciso lembrar, porém, que o campo psicanalítico não se identifica literalmente com o campo da saúde mental, do ponto de vista epistemológico, na medida em que aquele estabelece uma relação de *tangência* com esse, como dois conjuntos que não se superpõem, mas que estabelecem topologicamente uma relação de *borda*, dos pontos de vista teórico e clínico. Não irei, no entanto, problematizar essa questão neste momento para não romper o fluxo argumentativo sobre a pandemia. Esse debate, por sua tecnicidade e importância, está inserido como apêndice deste livro.

Enfim, vamos delinear em seguida o campo epistemológico da pandemia, enunciando seus diferentes objetos teóricos e corolários, assim como suas problemáticas específicas.

2. TRÍPTICO CONCEITUAL

É preciso considerar que a pandemia do novo Coronavírus é um assunto *complexo*, para evocar mais uma vez com propriedade o conceito enunciado por Edgar Morin. Por isso mesmo, para delinear na sua especificidade as particularidades psíquicas do sujeito nessa experiência, é necessário elencar e percorrer de forma densa e minuciosa alguns pressupostos interdisciplinares, no que se refere ao peculiar da pandemia.

Nessa perspectiva, o campo analisado se estrutura num *tríptico teórico*: o *vírus* na sua especificidade biológica; a *pandemia* como experiência ao mesmo tempo sanitária, social, econômica, ecológica, política e cultural; e as *singularidades*, nas quais se evidenciam o indivíduo, como organismo, e o sujeito, no campo psíquico, no registro propriamente clínico. Cada uma das balizas desse tríptico conceitual se articula com as demais de forma orgânica e sistemática, numa relação permanente de interação e conjunção recíproca. Não obstante, cada uma delas exige a realização de leituras teóricas específicas, pois remetem a domínios de conhecimento diversos. Daí, portanto, a pertinência do conceito epistemológico de complexidade, para a realização da leitura da pandemia do novo Coronavírus.

Vale dizer, cada uma dessas balizas colocadas em destaque, que constituem o tríptico conceitual, vai se configurar epistemologicamente

O TRAUMA NA PANDEMIA DO CORONAVÍRUS

pela construção e pela existência correlata de *objetos teóricos* diferentes e específicos, para evocar a rigorosa problematização epistemológica enunciada por Canguilhem, na sua obra, hoje considerada clássica, sobre a História e Filosofia das Ciências, publicada em 1968.[1]

A construção deste livro segue escrupulosa e estritamente as linhas de força e as linhas de fuga dos três pilares teóricos esboçados pelo tríptico conceitual. Contudo, é preciso sublinhar que vou desdobrá-los devidamente por derivação em novos tópicos e problemas que se conjugam intimamente com aqueles, para tornar ainda mais consistente a nossa argumentação, do ponto de vista estritamente conceitual, baseada na apresentação de outros indicadores de ordem empírica.

---

1 Georges Canguilhem, "L'Objet de l'histoire des sciences", in *Études d'Histoire et de philosophie des sciences*, Paris, Vrin, 1968. [Ed. bras.: *Estudos de história e filosofia das ciências*, Rio de Janeiro, Forense Universitária, 2012.]

3. VÍRUS

O vírus remete à existência de uma entidade material *biológica*, com as suas especificidades que o diferenciam dos *viventes*, pois eles se reproduzem de forma autônoma. Por serem portadores apenas de RNA, os vírus, para viver e se reproduzir, para enfim, subsistir, precisam necessariamente *invadir* e *infectar* organismos vivos como hospedeiros, sem os quais morrem. A principal diferença é esta, os viventes podem se reproduzir, pois são portadores ao mesmo tempo de DNA e RNA: a reprodução certamente é a marca por excelência do organismo vivo, do ponto de vista biológico.[1]

A descoberta do vírus é um acontecimento teórico recente na história das ciências da vida e da saúde, sendo a virologia um discurso científico relativamente novo. A biologia, desde os seus primórdios do final do século XVIII e durante os séculos XIX e XX, se baseou especialmente na pesquisa de *bactérias* e outros viventes maiores. Portanto, é verdade que ainda se conhece muito pouco sobre os vírus, em comparação com o que se sabe sobre as bactérias.

---

1 François Jacob, *La Logique du vivant*, Paris, Gallimard, 1966. [Ed. bras. *A lógica da vida*, São Paulo, Companhia das Letras, 2008.]

O TRAUMA NA PANDEMIA DO CORONAVÍRUS

Apesar de sua novidade, é fato conhecido que as pandemias mais graves que nos assolaram desde a primeira metade do século XX, como a gripe espanhola (uma variação do H1N1) e a aids, foram provocadas por vírus. Além disso, diversas epidemias e pandemias ocorridas no início do século XXI foram produzidas por vírus, como o Mers, o Sars e o Ebola, que, como se sabe, provocaram muitas contaminações e inúmeras vítimas mortais, em escala local e global.

É também já bastante conhecido que a atual pandemia do novo Coronavírus (assim como as demais epidemias e pandemias que ocorreram intensamente no mundo no século XXI) teve como condição concreta de possibilidade as transformações *ecológicas* fundamentais ocorridas em todo o mundo, produzidas pelas ações humanas em consequência da predação sistemática e da devastação desenfreada da natureza. É possível dizer que desde o aquecimento climático vertiginoso – que ameaça de destruição o planeta com a produção de gases de efeito estufa e o derretimento das geleiras no Ártico e na Antártica, que promoveram cataclismos marítimos e atmosféricos imprevisíveis, como os tsunamis nos países asiáticos – até a promoção de grandes conglomerações urbanas caóticas e apinhadas de gente nas metrópoles contemporâneas – principalmente na periferia das grandes cidades – estão diretamente conjugadas com a *produção* e a *reprodução* das ditas epidemias e pandemias.

No entanto, se no século XX o mundo foi o palco funesto de apenas duas grandes pandemias, a gripe espanhola ocorrida em 1918, ao final da Primeira Guerra Mundial, e a da aids, que se passou nos anos 1980, o século XXI já foi o cenário de múltiplos contágios. A recente destruição acelerada e sistemática da natureza – numa ânsia de domínio prometeico desde o Renascimento e que se intensificou ainda muito mais posteriormente visando à intensa produção de riqueza – começa a cobrar o seu preço de forma escorchante à humanidade, o que se evidencia pela multiplicação das pandemias mortais e devastadoras deste século, com efeitos marcadamente catastróficos.

VÍRUS

Desde a Idade Média até o século XVII, na tradição religiosa do Cristianismo, as diversas epidemias devastadoras que incidiam sobre as sociedades – a começar pela *peste negra,* que foi a mais fulminante, repetitiva e duradoura – eram sempre interpretadas teologicamente como signos insofismáveis da fúria de Deus, que flagelava assim os humanos pelos seus pecados, com a promoção mortal da peste e da catástrofe como formas exemplares e dolorosas de punição.

Contudo, essa modalidade de leitura não pode mais se sustentar com a construção e a institucionalização do discurso científico, ficando restrita, hoje, aos discursos evangélicos, principalmente o neopentecostal, que, como *negacionistas* que são da ciência, continuam a interpretar de forma teológica a pandemia atual, numa regressão eloquente e escatológica aos Tempos de Trevas do Ocidente.[2]

A partir dos anos 1980, as preocupações com o meio ambiente começaram a se esboçar e a se impor não só progressiva, mas também imperativamente, de modo que o discurso ecológico começou a constituir a nossa gramática civilizatória, impregnando o imaginário social e cultural. Norteado pelas inquietações legítimas sobre a preservação do planeta, que já se evidenciava, de forma acelerada e decidida há algumas décadas, o *pensamento ecológico* passou a assumir também a dimensão militante. Inscreveu-se como político no espaço social de maneira incisiva, sob as formas organizadas de movimentos sociais e até mesmo de partidos políticos – um deles denominado metaforicamente de "Partido Verde" –, passando a influir na opinião pública, de maneiras direta e indireta, numa vasta palheta de proposições afirmativas sobre a existência social e do meio ambiente.

É preciso ponderar também que a problemática da ecologia, no Ocidente, implicou a construção de outro *paradigma teórico pós--estruturalista.* No *paradigma estruturalista,* existia a ruptura teórica

---

2 John Kelly, "Capítulos I e II", in *A grande mortandade,* Rio de Janeiro, Bertrand Brasil, 2011.

entre os diferentes registros da *natureza* e da *cultura*, em que o *campo da linguagem* seria o modulador fundamental dessa cisão de ordem ontológica propriamente dita. Em contrapartida, no *novo paradigma teórico pós-estruturalista* não existiria mais a possibilidade de se pensar na ruptura e na descontinuidade existentes entre os polos da natureza e da cultura, na medida em que esses dois planos da vida interagiriam de maneira permanente e contínua, insistente e repetitiva. Hoje, podemos dizer, é impensável e difícil sustentar epistemologicamente a oposição teórica anterior, de ordem estruturalista, entre os registros da natureza e da cultura.

Assim, não existe na atualidade qualquer dúvida de que a devastação predatória do planeta se acelerou vertiginosamente nas duas últimas décadas. Daí o recente Acordo de Paris (2015) sobre o clima e o aquecimento global – estabelecido por quase todas as nações do mundo, com exceção dos Estados Unidos –, promovido pela Organização das Nações Unidas. Essa relação entre a devastação e as crises sanitárias gera preocupações generalizadas no contexto internacional, tanto para a comunidade científica quanto para a comunidade política, de forma que a multiplicação e a previsão de novas pandemias, que certamente ocorrerão no futuro, mas ainda nos próximos anos deste século XXI, levam o pensamento ecológico a se disseminar em todo o globo em nome do imperativo civilizatório e de sobrevivência do planeta, que é, hoje, inadiável.

4. ECOLOGIA

Não resta qualquer dúvida de que a problemática ecológica é fundamental não apenas para compreender, mas também para explicar devidamente o incremento significativo das pandemias no século XXI. Elas se caracterizam pelo cortejo funesto do número de casos clínicos e de mortos, que são certamente inigualáveis com as proporções assumidas pela crise atual do novo Coronavírus, pelo impacto global que já produziu e que ainda promove de forma acelerada, mesmo dez meses após seu início, na China, e sua disseminação em escala global, logo em seguida.

Esbocemos, assim, alguns dos cenários delineados pela questão ecológica em pauta, de forma esquemática, sem termos, no entanto, qualquer pretensão de sermos exaustivos quanto a isso.

É preciso destacar inicialmente a destruição de florestas, no Brasil, como a Amazônia, a Mata Atlântica, o Cerrado e o Pantanal, pela grilagem predatória e sistemática de terras para cultivo e mineração. Com efeito, as queimadas, insistentes e repetidas, se aceleraram de forma inequívoca nos últimos anos, como tem acontecido especialmente desde o início do governo Bolsonaro no início de 2018, de acordo com as avaliações rigorosas realizadas pelo órgão responsável do governo brasileiro, o Instituto Nacional de Pesquisas Espaciais (Inpe), e de

O TRAUMA NA PANDEMIA DO CORONAVÍRUS

instâncias internacionais, como a norte-americana Nasa. Tudo isso implica evidentemente a destruição dos biomas que provocam não apenas a transformação de temperaturas do planeta, com a produção correlata de cataclismos naturais repetidos, mas também a *migração* de vírus, que vivem em seus nichos de forma adaptada em tais *biomas*, para outros espaços sociais e principalmente urbanos, provocando então, em consequência, novas epidemias e pandemias.

Em verdade, virologistas e epidemiologistas já anteciparam que novas epidemias e pandemias vão certamente ocorrer no futuro. Não se sabe *quando* e *onde* ainda, mas tais ocorrências e previsões são cientificamente irrefutáveis, em decorrência de atual destruição predatória de florestas em todos os continentes, mas, em particular, na Amazônica e nos demais biomas brasileiros, como o Pantanal e o Cerrado, em franco processo de destruição hoje por queimadas gigantescas.

Mas, se o Brasil ocupa uma posição estratégica para a política ecológica internacional, para a constituição e a promoção da *economia sustentável*, pela importância concreta e pela extensão correlata representada de suas reservas florestais e hídricas, assim como de sua *biodiversidade*, não se pode esquecer que as mesmas predação e devastação de florestas ocorrem igualmente em outros quadrantes do cenário internacional.

Retomemos a condição ecológica específica no Brasil, na política de destruição da Amazônia e de outros biomas, realizada pelo governo de Jair Bolsonaro. É preciso lembrar que em junho e julho de 2020 múltiplas iniciativas políticas, empresariais, financeiras e bancárias se organizaram em prol do meio ambiente, sem esquecer ainda os boicotes realizados pela sociedade civil europeia aos produtos exportados pelo agronegócio brasileiro, de forma que a política do país está certamente acossada em decorrência de suas pautas políticas ecológicas, assim como as de invasão e de exploração de territórios indígenas, sua abordagem dos direitos humanos e dos costumes. O Brasil, hoje, foi transformado num *pária* internacional inquestionável.

ECOLOGIA

Diferentes fundos de investimento internacionais trilhardários enviaram avisos a diferentes embaixadas brasileiras de que não investiriam mais no país, caso o governo não transformasse radicalmente sua política do meio ambiente. Essa é marcada pela predação sistemática da Floresta da Amazônia, com queimadas e extração mineral ilimitada, assim como pela invasão constante de territórios indígenas, que são constitucionalmente protegidos no Brasil.

O governo brasileiro reagiu prontamente reativando o Conselho da Amazônia que, presidido pelo vice-presidente Hamilton Mourão, anunciou apenas as boas intenções da administração pública em promover mudanças decisivas nas queimadas e na política extrativista, assim como na política indigenista. Contudo, os fundos de investimento em questão responderam que não estavam interessados apenas em intenções verbais – afinal de contas, de boas intenções o inferno está cheio – mesmo que boas e positivas, mas em atos concretos e em gestos efetivos de mudança radical na política ambiental e indigenista brasileira.

Em conexão com essa iniciativa surpreendente, empresários brasileiros também passaram a encontrar resistências progressivas em negociações comerciais com empresas estrangeiras, que questionam o desrespeito do governo brasileiro à preservação da Amazônia, de outros biomas brasileiros e das comunidades indígenas. Esses empresários comunicaram suas inquietações e seus temores a diferentes escalões do poder governamental, evidenciando os riscos que se colocavam efetivamente para a economia brasileira, que tem no agronegócio o seu polo estratégico, numa perspectiva estritamente econômica.

Ao lado disso, diferentes países europeus, como a França e a Holanda, começaram a manifestar o propósito de não assinar os Acordos de Livre Comércio entre a União Europeia e o Mercosul, em razão das posturas inaceitáveis e irresponsáveis do governo brasileiro em suas políticas ambientais e indigenistas.

Essa posição assumida por diversos países europeus encontrou igualmente eco na sociedade civil e entre seus consumidores. Esses ameaçam o comércio brasileiro com a realização de boicote ao consumo de produtos advindos do agronegócio, se as normas ambientais e de proteção das comunidades indígenas não forem traduzidas em práticas, atos concretos, pelo governo brasileiro, e não bastam apenas os enunciados de boas intenções.

As grandes empresas bancárias brasileiras – o Bradesco, o Itaú Unibanco e o Santander – mostraram recentemente, enfim, o seu interesse em investir efetivamente na Amazônia, mas com a exigência fundamental do governo cumprir as pautas de proteção ambiental e de proteção das comunidades e dos territórios indígenas, tal como fizeram diferentes países e organismos internacionais. Demandam-se, assim, transformações profundas e radicais nas políticas públicas do Brasil, como condição fundamental para conceder empréstimos aos empresários do agronegócio no país.

Nesse contexto, tais empresas bancárias ainda unificaram o seu discurso e anunciaram que não irão mais emprestar dinheiro para iniciativas comerciais de predadores, exigindo a devida prestação de contas da origem dos produtos e o respeito absoluto de tais empreendedores com a preservação do meio ambiente.

Toda a predação da Amazônia, do Cerrado e do Pantanal hoje se deve à cumplicidade oficial e direta do governo brasileiro, que desde 2018 passou a desmantelar os órgãos de fiscalização ambiental, com a justificativa cínica de querer acabar com a "indústria da multa", assim como de colocar em xeque os dados científicos oficiais revelados pelo Inpe, além de demitir de maneira inconsequente técnicos e gestores reconhecidamente competentes e de alto nível científico, versados no exercício de práticas de fiscalização, com a acusação não justificada de que seriam representantes de ONGs.

Assim, segundo avaliações oficiais do Estado brasileiro, apenas 19% da verba programada para a proteção da Amazônia foi concretamente utilizada e distribuída pelo governo atual, de março a julho de 2020.

ECOLOGIA

Isso evidencia, caso seja necessário destacar essa obviedade para os incrédulos, que existe uma política de cumplicidade com a pilhagem, com os incêndios e com a extração mineral em territórios florestais e de comunidades indígenas, contrariando frontalmente os preceitos da Constituição Brasileira.

Com efeito, o ministro Ricardo Salles, do Meio Ambiente, vem empreendendo a destruição persistente das pautas históricas da política ambiental e indigenista brasileira desde o início do governo Bolsonaro.[1] Essas pautas, anteriormente existentes, colocavam o país numa posição internacional de vanguarda há cerca de vinte anos. No entanto, na fatídica e escatológica reunião ministerial de 22 de abril de 2020, divulgada um mês depois por diversos canais de televisão após autorização legal do Supremo Tribunal Federal, Salles propôs que o governo brasileiro aproveitasse a pandemia para promover mudanças legais, por baixo dos panos, nas leis ambientais, fazendo assim "passar a boiada" de transgressões, como disse literalmente o ministro. E completou, observando que a mídia não prestaria a devida atenção a isso, preocupada que estava com as questões catastróficas da pandemia em curso, com índices elevados de casos clínicos e de mortes promovidos inapelavelmente pela Covid-19.

Além disso, no final de julho de 2020 foi registrado o aumento vertiginoso, 189% em um ano, de queimadas no Pantanal.[2] Isso evidencia que outros biomas brasileiros, e não apenas a região da Amazônia, são igualmente afetados pela política de predação ambiental do governo Bolsonaro.

As gigantescas queimadas ocorridas no Pantanal e no Cerrado, em julho, agosto e setembro de 2020, destruíram de forma inédita, segundo os

---

1 O Globo, *Primeiro Caderno*, p. 10, Rio de Janeiro, ano XCV, número 31762, 23 jul. 2020.
2 <www.oglobo.globo.com/sociedade/sustentabilidade/queimadas-no-pantanal-aumentam-189-em-um-ano-1-24544466>

O TRAUMA NA PANDEMIA DO CORONAVÍRUS

especialistas, uma imensa extensão territorial nos estados do Mato Grosso e do Mato Grosso do Sul, equivalente às áreas conjugadas das cidades do Rio de Janeiro e de São Paulo, conforme foi noticiado em uníssono por diversas mídias brasileiras. Ainda segundo levantamentos de pesquisadores divulgados por essas mesmas mídias, tais queimadas não seriam acidentais, mas provocadas pela ação humana, isto é, pelos predadores das florestas e da biodiversidade brasileira, norteados pelo discurso político canhestro da terra arrasada, que marcou a tradição brasileira desde os tempos coloniais. Enfim, tais queimadas do Pantanal são consideradas por todos os especialistas do meio ambiente como as maiores dos contemporâneos modernos, mas o governo brasileiro continua a negar não apenas a sua extensão territorial como também a ação de fazendeiros do agronegócio na promoção ostensiva desse desastre ambiental.

É preciso destacar ainda que tais desastres provocam problemas sanitários na população, especificamente de ordem pulmonar, pelas inúmeras partículas e pelos resíduos que impregnam a atmosfera de forma generalizada. Além disso, essas transformações na qualidade do ar não ficam restritas às regiões de origem dos incêndios, mas invadem outros estados e cidades do país, carregadas pelos ventos, promovendo igualmente enfermidades respiratórias graves, como ocorreu no ano de 2019 em São Paulo, quando a cidade ficou coberta por uma nuvem negra, após um longo período de queimadas na Amazônia.

Em decorrência desse processo predatório devastador, animais morrem em larga escala, de modo que o Pantanal foi transformado num desolador cemitério do reino animal. Foi declarada, em 14 de setembro de 2020, a condição de estado de emergência em Mato Grosso e em Mato Grosso do Sul, pela extensão catastrófica assumida pelos incêndios ambientais.

A Polícia Federal parece concordar que as queimadas no Pantanal foram produzidas intencionalmente por fazendeiros da região. A hipótese seria a de um acordo estabelecido previamente entre fazendeiros

ECOLOGIA

para atear fogo ao mesmo tempo em diferentes partes do bioma, como ocorreu anteriormente, aliás, no Pará, atingindo a floresta amazônica – ação criminosa e perversa que ficou conhecida como "O dia do fogo". Portanto, se o ato se repete hoje no Pantanal, isso é consequência direta da impunidade referente à queimada devastadora no norte do país, que se deu pela cumplicidade direta do governo brasileiro nessas ações criminosas, pelas diretrizes políticas assumidas pelo Ministério do Meio Ambiente.

Diante desse contexto ambiental, o discurso de boas intenções com que o governo reagiu às ameaças de efeitos reais e catastróficos à economia e ao comércio dos produtos do agronegócio brasileiro não foi considerado suficiente e pertinente pelos fundos internacionais de investimento, que ainda esperam resultados e mudanças no quadro calamitoso e catastrófico que está instituído em nosso meio ambiente.

O governo utilizou-se até mesmo de discursos com formulações inesperadas e descoladas da realidade para negar a gravidade do que está acontecendo nos diversos biomas brasileiros e na política de invasão de territórios indígenas por madeireiros e mineradores. Enuncia que tais acusações contra o Brasil seriam resultantes da competição internacional que, pela inveja, pretende destruir e inibir a expansão do agronegócio brasileiro, que seria muito competente e que, por isso, ameaça os demais produtores estrangeiros. Assim, as denúncias seriam uma ameaça à soberania brasileira sobre a Amazônia. Com efeito, esse foi o conteúdo, presente no pronunciamento peremptório realizado pelo presidente Bolsonaro para seus apoiadores fanáticos habituais, com olhos sempre esbugalhados, em frente ao Palácio do Planalto, em 23 de julho de 2020.[3]

Ao lado disso, a ministra da Agricultura, Tereza Cristina, fez o comentário mais escabroso e indecente sobre as condições da política ambiental brasileira que escutei recentemente, na entrevista concedida

---

3 O Globo, *Caderno de Economia*, p. 19, Rio de Janeiro, ano XCV, número 31.763, 24 jul. 2020.

O TRAUMA NA PANDEMIA DO CORONAVÍRUS

ao jornal *O Globo*, em 23 de julho de 2020.[4] A ministra nega de forma sistemática não apenas todas as acusações estrangeiras, mas também elogia de maneira inesperada o Ministério do Meio Ambiente e as políticas do presidente Jair Bolsonaro, em suas práticas de proteção ambiental. Nega assim, de modo surpreendente, tudo o que está ocorrendo de devastador no campo do ambientalismo no Brasil. Além disso, a dita ministra enunciou, numa frase completamente irreal e negacionista, que "a maioria dos produtores rurais tem preocupação com o meio ambiente e tenta [apenas] trabalhar". Enfim, o que se expõe é uma má-fé estarrecedora e francamente escabrosa de recusa em reconhecer o que é patente e óbvio para todo o mundo[5] que acompanha com fontes científicas seguras, no Brasil e no exterior, o que acontece com a abordagem brasileira do meio ambiente e do indigenismo.

Em ação conjunta com o discurso da ministra da Agricultura, em 6 e 7 de agosto de 2020, segundo o jornal *O Globo* e o canal de televisão a cabo GloboNews, o ministro do Meio Ambiente realizou um encontro com a presença de garimpeiros, predadores da Amazônia, e um povo indígena. Foi anunciado, assim, alto e bom som que os povos originários também querem explorar os minérios presentes em seus territórios e que o Brasil tem que finalmente reconhecer essa evidência inquestionável. Disse o ministro que, também, pretende levar tais indígenas a Brasília, para questionar politicamente os interditos jurídicos existentes contra as práticas extrativistas, notoriamente predatórias do território da Amazônia.

De modo a demonstrar ainda mais essa ação política combinada – realizada organicamente pelo governo brasileiro atual –, no mesmo dia da entrevista do ministro foi suspensa, pelo Ministério da Defesa, a

---

4 <www.oglobo.globo.com/economia/ninguem-esta-aqui-para-descumprir-lei-diz-tereza-cristina-sobre-amazonia-24546406>

5 *Idem, Caderno de Economia*, p. 17, Rio de janeiro, ano XCV, número 31.763, 24 jul. 2020.

ECOLOGIA

destruição de máquinas de extração de madeira e de extração mineral, o que era realizado pelo Exército brasileiro para impedir a predação da Amazônia.[6]

Não bastando, nesse dia funesto de agosto de 2020, o líder do corifeu da suposta proteção ambiental brasileira, chefe do Conselho da Amazônia, o vice-presidente da República, Hamilton Mourão, afirmou, sem titubear, que o Brasil tem a soberania inquestionável sobre a Amazônia e que possui, hoje, a legislação mais avançada do mundo no quesito de proteção ambiental. Posteriormente, numa entrevista à televisão alemã, o vice-presidente foi acossado pelo jornalista da emissora europeia, sem conseguir responder as perguntas sobre a Amazônia de maneira minimamente condizente com a realidade, se expondo assim ao ridículo de defender o indefensável, e até mesmo citou o coronel Brilhante Ustra como um grande herói da brasilidade, ele que foi certamente o maior torturador na época da Ditadura brasileira.

No entanto, após prometer levar a Brasília os indígenas brasileiros que supostamente defendiam o garimpo em suas terras, o ministro do Meio Ambiente levou efetivamente não os indígenas, e sim os garimpeiros, predadores sistemáticos da Amazônia, em avião oficial da Força Aérea Brasileira. E assim, os delinquentes ambientais, protegidos indevida e ilegalmente pelo governo, foram custeados pelo povo brasileiro para realizar a sua interminável militância política na capital da República.

Em setembro de 2020, ainda nesse contexto, o presidente Bolsonaro, na sua cantilena negacionista do que acontece de fato na Amazônia, com a colaboração direta do seu governo, declarou que as ONGs que defendem uma política de proteção das florestas e denunciam constantemente os predadores são como um "câncer", como se a neoplasia maligna estivesse representada pelos protetores e defensores ambientais,

---

6 <www1.folha.uol.com.br/ambiente/2020/08/ministerio-da-defesa-barra-fiscalizacao-do-ibama-contra-garimpo-ilegal-no-pa.shtml>

O TRAUMA NA PANDEMIA DO CORONAVÍRUS

discurso perversamente invertido, e não pelos predadores inescrupulosos da biodiversidade brasileira.

Portanto, tudo se passa como se os governantes brasileiros acreditassem que estão respondendo efetiva e responsavelmente às comunidades internacional e nacional, com essas formulações ralas e francamente descoladas da realidade. Como se todos nós fôssemos idiotas a ponto de não saber o que está acontecendo de fato hoje com os diversos biomas brasileiros. E como se as avaliações reais do que está acontecendo na política ambiental e indigenista brasileira não pudessem ser obtidas por fontes fidedignas, que não sejam as oriundas dos órgãos e relatórios oficiais do governo, que não são absolutamente confiáveis, por tudo que já nos referimos anteriormente.

Em 11 de agosto de 2020, foi publicada outra pesquisa científica sobre a devastação da Amazônia em razão das queimadas desde 2010 até 2019 e exibida no programa *Em Pauta*, da GloboNews. A pesquisa evidenciou estatisticamente a queda significativa dos incêndios ambientais na região entre 2010 e 2018. No entanto, a tendência se reverteu de maneira significativa em 2019, no governo Bolsonaro, e assumiu então uma direção ascendente que equivalia à retomada dos números estratosféricos de 2010 quanto à destruição florestal.

É importante registrar também que, no dia anterior à publicação dessa pesquisa, o Conselho da Amazônia Legal e o Ministério do Meio Ambiente, coordenados por Hamilton Mourão, vice-presidente da República, e por Ricardo Salles, respectivamente, publicaram um vídeo mentiroso em que afirmaram não existir destruição e queimadas na Amazônia. Notícias de devastação do bioma seriam produtos de propaganda enganosa realizada por governos e empresas estrangeiros com o intuito de ameaçar a soberania nacional sobre a Amazônia, bem como de competidores internacionais contrários à excelência e competência do agronegócio brasileiro, com o intuito de desbancá-lo no mercado externo.

ECOLOGIA

Contudo, o tiro saiu pela culatra e atingiu de forma frontal a falsa propaganda do governo, solapando a credibilidade dos corifeus do Estado brasileiro, uma vez que as imagens mostradas eram da Mata Atlântica. E, de fato, na cena meticulosamente preparada da peça publicitária, aparece repousando, inesperadamente num tronco de árvore, a figura do mico-leão. Animal que não habita certamente a Amazônia, como diversos biólogos comentaram sobre o vídeo mentiroso, durante o programa da GloboNews.

A meticulosa campanha preparada pelo governo brasileiro, que custou caro para os cofres públicos – e será o contribuinte quem vai pagar essa conta salgada –, não passa de uma *farsa* de nossos governantes. Mais uma, aliás, dentre as muitas versões mentirosas que já foram realizadas sobre a devastação da floresta amazônica e do Pantanal pelo Estado brasileiro sob o comando de Bolsonaro. O governo, enfim, pagou mico nesse episódio ridículo, sendo pego de calças curtas e exibido pelos holofotes da verdade perante a opinião pública, nacional e internacional, em mais uma de suas múltiplas canalhices e cafajestagens sobre o meio ambiente.

É preciso lembrar, de forma eloquente, que existe uma relação orgânica e sistemática entre as problemáticas *ecológica* e *sanitária*. A resolução efetiva da pandemia e da crise sanitária que nos assolam de forma radical no presente, e nas antecipações funestas de futuro de outras pandemias e epidemias possíveis que vão certamente acontecer, passa necessariamente pela solução concreta da crise ecológica, sem mais delongas. A pandemia que nos arrasa hoje, tragicamente de forma global, assim como as novas pandemias previstas para o futuro, são os signos irrefutáveis do perigo que ocorre em nosso planeta, ameaçado constantemente de extermínio pela voracidade e pela gana destruidora da predação humana.

5. A BOLSA OU A VIDA?

O que se colocou em questão, de forma clara, foi a polarização que se estabeleceu desde o início da pandemia em curso entre duas políticas governamentais opostas: a que se pautava pelo *imperativo da vida* e a que se norteava pelo *imperativo da economia*. E, mesmo que exista, numa parcela relevante da comunidade internacional de economistas, a posição bem estabelecida de que se a política governamental se regular inicialmente pelo imperativo da vida, isso permitiria às sociedades a retomada das atividades econômicas de forma mais rápida e eficiente – conclusão essa baseada na reflexão acerca de epidemias e pandemias anteriores –, ainda assim, parte dos políticos, empresários e comerciantes no campo internacional, preferiu dar prioridade ao polo da economia no lugar do polo da vida.

O Fundo Monetário Internacional, numa publicação recente, caucionou francamente esse ponto de vista, informando que os países que respeitaram o imperativo da vida e os pressupostos do discurso da ciência estariam recuperando mais rapidamente suas economias do que aqueles que assumiram uma posição contrária. Além disso, o mesmo ocorreu no Brasil, segundo os especialistas, na medida em que estados e regiões que respeitaram com mais presteza os interditos sanitários estariam

O TRAUMA NA PANDEMIA DO CORONAVÍRUS

recuperando com mais rapidez as suas atividades econômicas do que aqueles que seguiram a trilha oposta. Portanto, a questão que não quer calar é a razão dessa disjunção crucial de perspectivas éticas, políticas e científicas, que conduz os políticos, empresários e comerciantes a realizarem a negação do "óbvio ululante", como diria Nelson Rodrigues.

Por que tal preferência? Essa é a questão que se impõe de forma inexorável para nós. A resposta imediata é que tanto as perdas políticas, sociais e eleitorais quanto a paralisação das práticas econômicas implicariam as trajetórias futuras desses governantes, mesmo que a implementação prioritária dessas pautas, sem considerar devidamente o imperativo da vida, se mostrasse ineficaz do ponto de vista da produção e da comercialização, da economia propriamente dita. De fato, porções significativas das populações, em diversos países, mostraram que tinham medo de sair às ruas para não serem contaminadas, que estavam assustadas demais para frequentar estabelecimentos comerciais, além de temerem ambientes fechados, como os veículos de transporte coletivo e lojas. Portanto, não é suficiente abrir os espaços comerciais, se o público não responde a esse apelo de oferta de maneira consistente – uma vez que, para a lei da *oferta* poder funcionar, é necessário que a *procura* responda devidamente, em uma relação complementar. Assim, o *humor* da população é crucial para que essa conjunção se dê de maneira positiva, a começar considerando o humor mais fundamental nessa circunstância pandêmica, o *medo*.

Foi estabelecido, então, o paradoxo "a bolsa ou a vida?": qual desses imperativos seria fundamental ante o outro? Essa contradição aparece muito bem delineada e encenada, de forma trágica, por Shakespeare, na peça *O mercador de Veneza*.

Vejamos, se a personagem do mercador judaico Shylock escolhe prontamente a bolsa, a sua vida é colocada imediatamente em risco, mas se, em contrapartida, escolhe a vida e se desfaz da riqueza, a sua existência também se colocaria em risco, na medida em que a pobreza

A BOLSA OU A VIDA?

resultante ameaçaria a vida do mercador. Portanto, a tragicidade do impasse colocado estaria justamente inscrita no registro do *paradoxo*, nas suas linhas de força e de fuga, como enunciou Lacan no Seminário VII, intitulado "A ética na psicanálise".[1]

Para situar devidamente essa polarização política numa perspectiva histórica, é preciso sublinhar que nos Estados Unidos, no final do governo Obama, foi enviado um relatório pormenorizado ao novo governo Trump, informando o risco iminente de uma nova pandemia, que teria efeitos catastróficos sobre a vida e a sociedade norte-americana. Isso foi completamente ignorado pelo novo presidente, que não quis acreditar na possibilidade de que um surto contagioso pudesse de fato vir a acontecer.

No segundo semestre de 2019, os órgãos do Sistema de Segurança do governo estadunidense relacionados à saúde, que realizam previsões regulares de riscos futuros para a saúde naquela sociedade, apresentaram vários relatórios sobre a iminência de uma grande e grave pandemia no futuro próximo, nos Estados Unidos e no mundo. Foram igualmente ignorados.

Se o governo Trump desprezou de forma rotunda tais relatórios oficiais consistentes, isso se deu por uma opção política clara de não perturbar em absoluto o bom andamento da economia, mesma razão pela qual o presidente se opôs desde o início de seu governo ao Acordo de Paris sobre o Clima, que havia sido assinado pelo governo Obama e pela maioria dos países do restante do globo. Em nome do imperativo do crescimento econômico, Trump deu as costas ao imperativo da vida.

Coerente com seu jargão *"America first"*, o novo presidente dos Estados Unidos esteve pouco se importando com o restante do mundo,

---

1 William Shakespeare. *O mercador de Veneza*, Porto Alegre: L&PM, 2007. Jacques Lacan, *L'Éthique de la Psychanalyse, Le Séminaire, Livre VII*, Paris, Seuil,1985. [Ed. bras.: *O Seminário, livro 7: A ética da psicanálise*, Rio de Janeiro, Zahar, 1988.]

O TRAUMA NA PANDEMIA DO CORONAVÍRUS

norteando-se não apenas pela política internacional do unilateralismo, mas também participando diretamente da destruição sistemática do planeta. Depreciou a economia sustentável e a importância da biodiversidade, assim como praticou o negacionismo constante do discurso científico, como correlato de suas opções políticas de ordem marcadamente antiecológica.

Em frenética campanha pela sua reeleição no pleito de novembro de 2020 e com a economia norte-americana com indicadores excepcionais de pleno emprego – os maiores de sua história, segundo especialistas –, o presidente Trump não queria arriscar desacelerar o setor econômico com os preparativos de combate à pandemia. Essa já se anunciava de forma funesta pelas estatísticas vindas não apenas dos países europeus, mas também do seu percurso anterior, os países asiáticos.

Em consequência da franca incompetência do governo Trump em administrar o surto do novo Coronavírus, os Estados Unidos dispararam com o maior número de doentes e de mortos em todo o mundo, por privilegiar o imperativo da economia, e não o imperativo da vida. Essa opção cobrou amargamente o seu preço político, logo em seguida.

A queda da rentabilidade econômica foi delineada pelos indicadores técnicos responsáveis, junto ao crescimento gigantesco do número de desempregados num curto espaço do tempo e o aumento vertiginoso de demandas por seguro-desemprego, em decorrência do descalabro na gestão política e sanitária do quadro funesto. A ironia do destino foi que a queda da rentabilidade econômica passou a ser uma ameaça real à reeleição de Trump. Ele, então, passou ainda a ser responsabilizado por parte da população norte-americana por ter subestimado os efeitos catastróficos da pandemia, quando essa já se evidenciava de forma nefasta nos diferentes países da Europa e da Ásia, com a enorme população de contaminados e de mortos graças à ação mortífera da Covid-19.

Comparando a pandemia devastadora a uma mera "gripezinha" desde fevereiro de 2020 – num gesto e dicção repetidos de forma caricata

A BOLSA OU A VIDA?

logo em seguida pelo presidente brasileiro Jair Bolsonaro, que o bajula de maneira servil –, o presidente Trump foi engolfado e começou a perder a respiração política pela montanha de cadáveres que assola a população norte-americana, em todos os seus cinquenta estados, de forma sinistra.

No que concerne a isso, não se pode esquecer que as estatísticas da pandemia nos Estados Unidos colocam o país na primeira posição no mundo, considerando os registros dos números de casos e de óbitos, seguido pelo Brasil, na competição negativa da mortificação internacional. O que é, talvez, mais escandaloso sobre a situação norte-americana é que se trata da economia mais rica do mundo e o país conta com diversos centros avançados de pesquisa médica. Seria esperado um comportamento social, político e sanitário que fosse mais adequado e condizente com a posição estratégica internacional desse governo durante este período pandêmico – que ainda está em curso, inclusive nos Estados Unidos, de forma cada vez mais grave e soturna.

Tomado fundamentalmente pelo imperativo da economia e não pelo imperativo da vida, o presidente Trump antecipou o retorno às atividades produtivas de forma precipitada e sem respeitar os deveres de isolamento social, começando assim a flexibilizar as normas sanitárias. Em julho de 2020, a pandemia recrudesceu nos Estados Unidos, se mostrando catastrófica com o aumento acelerado no número de contaminados e de mortos em cerca de dois terços dos estados do país. São "destaques" alguns grandes estados em termos populacionais, como a Flórida, o Texas e a Califórnia.

Lembremos que se trata ainda da primeira onda da pandemia no país. A segunda onda começa agora a se perfilar em alguns países europeus, como a Espanha, a Inglaterra, Portugal, Itália e França, e já ocorreu em alguns asiáticos, após o controle sanitário na primeira avalanche pandêmica, com a queda consequente do número de infectados e de mortos.

Em julho de 2020, órgãos de pesquisa de opinião pública nos Estados Unidos constataram que dois terços da população do país consideravam

O TRAUMA NA PANDEMIA DO CORONAVÍRUS

catastrófica e incompetente a gestão política do surto do novo Coronavírus realizada pelo presidente Trump. Somente assim, o presidente norte-americano passou a reconhecer que a pandemia ainda iria piorar bastante em número de casos e de mortes, antes de começar, finalmente, a melhorar. Em consequência dessa formulação inesperada, passou a defender o uso de máscaras por todos para evitar contaminações pela colocação de uma barreira mecânica. Até então, ele não havia usado o item de proteção, em nome do pressuposto moral e político da liberdade individual. Porém, logo em seguida passou a transgredir novamente o uso de máscaras protetoras, dando as costas a todas as autoridades sanitárias norte-americanas e internacionais.

Contudo, não se pode confiar no discurso do presidente norte-americano, que mente de forma cínica e repetida – o jornal *Washington Post*, em julho de 2020,[2] recenseou que Trump havia mentido 20 mil vezes durante o seu mandato e prontamente o porta-voz do governo reagiu afirmando, de forma peremptória, que o presidente jamais havia mentido. Mesmo declarando ser necessário o uso de máscaras para impedir a transmissão do vírus da Covid-19, Trump continuou a não usar a proteção.

Nesse contexto abertamente catastrófico, até mesmo governadores do partido Republicano que haviam estado ao lado do presidente Trump na flexibilização das normas sanitárias – em nome do imperativo da economia e não do imperativo da vida – retiraram o seu apoio ao presidente, preocupados com a própria sobrevivência política nas próximas eleições de novembro de 2020. De forma inesperada, o feitiço se voltou então contra o feiticeiro, numa inflexão decisiva da tragédia para a comédia. Ou, então, melhor dizendo, da tragédia para a tragicomédia.

---

2 <www.washingtonpost.com/politics/2020/07/13/president-trump-has-made-more-than-20000-false-or-misleading-claims/>

A BOLSA OU A VIDA?

Uma espécie de ópera bufa desse novo capítulo da história dos Estados Unidos, inscrito agora no espaço público e não mais nos espaços privado e íntimo, como no romance *Uma tragédia americana*, de Theodore Dreyser, publicado em 1925, nos Estados Unidos.[3]

O enredo desse romance magnífico se dá através do arrivismo da personagem principal, que é conduzida ao crime por sua ganância. Inicialmente, o protagonista casa-se com uma operária pobre, com a intenção de explorá-la economicamente e se inserir socialmente, porém, tudo muda quando uma jovem rica se apaixona por ele (em razão de sua beleza). O homem, então, decide assassinar a esposa, forjando um falso acidente, para casar-se com a bela e rica herdeira. O crime, contudo, é descoberto e a personagem paga bastante caro por suas ações.

O presidente Trump repete o mesmo arrivismo da personagem de *Uma tragédia americana*, sem jamais reconhecer de forma franca as suas falhas na condução política da pandemia. Age colocando a culpa na China pelo que ocorre de trágico nos Estados Unidos, de maneira a transformá-la em bode expiatório de sua incompetência flagrante. Assim, transforma o trágico em tragicômico num estalar de dedos, na medida em que o rei está nu, não apenas para todo o seu povo, que o vê em sua cena ridícula e farsesca, mas para o mundo todo. Enfim, para ele o Covid-19 não passa de um vírus chinês e a pandemia por ele causada é *made in China*.

O mais recente ato da farsa de Trump foi revelado de maneira retumbante em 10 de setembro de 2020, pelo mais importante jornalista político norte-americano, Bob Woodward, por ter desvendado toda a trama de Watergate, que conduziu à queda de Nixon, na entrevista que concedeu ao jornal *Washington Post*. Segundo ele, Trump lhe revelou em diversas entrevistas, entre fevereiro e abril de 2020, que sabia perfei-

---

3 Theodore Dreyser, *An American Tragedy*, Nova York, Horace Liverisight, 1925. [Ed. bras.· *Uma tragédia americana*, São Paulo, Nova Cultural, 1988.]

O TRAUMA NA PANDEMIA DO CORONAVÍRUS

tamente da gravidade sanitária do vírus da Covid-19 e que a pandemia não seria uma simples "gripezinha", mas uma doença muito perigosa e mortal, que ceifaria a vida de muitos norte-americanos. O jornalista gravou devidamente as entrevistas, de modo que a voz de Trump, alto e bom som, impede qualquer tentativa de negação do que afirma de forma límpida e transparente nas gravações.[4] Não bastando a farsa, Trump tentou se justificar dizendo que não falou a verdade sobre a importância sanitária da doença ao povo norte-americano para não promover o pânico na população. No entanto, lançou os cidadãos no abismo e no deserto da mortalidade, com uma montanha de cadáveres que se acumulam com a pandemia em curso

As entrevistas de Woodward com Trump serão a matéria-prima do próximo livro do jornalista, que se intitulará *Rage*, de forma que a raiva e o ódio como estilo político do populismo de extrema direita, exemplarmente representado por Trump, serão colocados em cena com toda a pompa que merece.

Se Trump, desde o começo da pandemia, sabia de sua gravidade médica e sanitária, mas mesmo assim procurou minimizar seus danos e ridicularizou repetidamente seus oponentes que afirmavam o contrário, é porque a escolha pelo imperativo da economia era muito mais importante para ele do que a vida de seus compatriotas. Esses, como massa de manobra, deveriam servir ao seu gozo macabro à custa da vida dos demais, a fim de que a opulência econômica da sociedade norte-americana não fosse tão atingida pela tempestade pestilenta da Covid-19.

Na Europa, o paradoxo da bolsa e da vida também se deu no início da pandemia, tanto na Itália e na Inglaterra quanto na França. Porém, foi retificado num segundo tempo, diante da catástrofe que já se anun-

---

4 <www.washingtonpost.com/politics/bob-woodward-rage-book-trump/2020/09/09/0368fe3c-efd2-11ea-b4bc-3a2098fc73d4_story.html>

A BOLSA OU A VIDA?

ciava de forma palpável no horizonte de acordo com a leitura científica das estatísticas epidemiológicas publicadas pelos órgãos oficiais das diferentes nações.

No Brasil e nos Estados Unidos essa polarização guiou as políticas governamentais de forma bem mais escandalosa e com efeitos sanitários bem mais desastrosos do que nos países europeus – situação mensurável pelos indicadores vertiginosos de casos clínicos e de mortes. De fato, os dois países ocupam posições vergonhosas no número de contaminados e de mortos, sendo o primeiro lugar dos Estados Unidos e o segundo do Brasil, seguidos pela Índia que, em 8 de setembro de 2020, ultrapassou nosso país no número de contaminados, mas não alcançou o de mortos.

Em relação a isso, lembremos certos conceitos e problemáticas desenvolvidos no discurso psicanalítico, para destacar de maneira decidida que o discurso político de assunção do imperativo da bolsa, no lugar do imperativo da vida, implica a *recusa,* pelo sujeito do *reconhecimento,* de algo que se impõe no *registro perceptivo,* isto é, no plano da *realidade.* Com efeito, com essa recusa, não foi reconhecido o *imperativo ético* fundamental da vida, que foi sacrificada em nome de cálculos políticos espúrios por parte de muitos governantes no contexto social pandêmico, de forma que o *sadismo* e a *crueldade* se impuseram efetivamente conjugados na escolha do imperativo econômico.

Para fundamentar a interpretação proposta, é preciso evocar o discurso psicanalítico com Freud. Em um ensaio publicado em 1927 e intitulado "O fetichismo", ele procurou diferenciar, do estrito ponto de vista metapsicológico, dois mecanismos psíquicos opostos, com desdobramentos decisivos nos processos de subjetivação e no registro propriamente clínico, a *recusa* (*Verneinung*) e o *recalque* (*Verdrandung*).[5]

---

5 Sigmund Freud, "Le Fétichisme", in *La Vie sexuelle*, Paris, Puf, 1973. [Ed. bras.: *O futuro de uma ilusão e outros textos*, São Paulo, Companhia das Letras, 2014.]

O TRAUMA NA PANDEMIA DO CORONAVÍRUS

Pelo primeiro mecanismo psíquico, o sujeito percebe a existência efetiva de algo no registro do real, mas não pode reconhecer simbolicamente o que passou, produzindo assim uma divisão psíquica. O que se evidencia, nesse desconhecimento simbólico e em sua divisão psíquica derivada, é a recusa em reconhecer o que se impõe no registro do real, segundo a leitura brilhante dessa operação psíquica enunciada pelo psicanalista Octave Mannoni, em *Clefs pour l'Imaginaire ou l'autre scène*, pela expressão eloquente: "eu sei, mas mesmo assim".[6]

O mecanismo do recalque, por sua vez, opera decididamente no sujeito com a produção do *sintoma*,[7] no registro psíquico da *neurose*, numa conjunção fundamental com a operação psíquica da *denegação*, tal como Freud enunciou o conceito e a operação psíquica no ensaio intitulado "A negação", publicado em 1925.[8] Em contrapartida, a recusa promove a *divisão psíquica* em fragmentos incomunicáveis e tem o fetiche como sua produção e resultante basilar, caracterizando assim a *perversão* propriamente dita.[9]

A assunção do imperativo da bolsa no lugar do imperativo da vida, por alguns governantes, implicou um ato perverso e cruel. De acordo com seus cálculos políticos e eleitorais, preferiram sacrificar milhares de vidas e empilhar os cadáveres dos seus cidadãos a se importar com o que é de fato digno de valor: a vida de cada um, em sua singularidade inigualável e incomparável.

---

6 *Ibidem*. Octave Mannoni, *Clefs pour l'Imaginaire ou l'autre scène* [Chaves para o imaginário ou a outra cena], Paris, Seuil, 1969.

7 Sigmund Freud, "Le Refoulement", in Metapsychologie, Paris, Gallimard, 1968b. [Ed. bras.: "O recalque", in *Introdução ao narcisismo, ensaios de metapsicologia e outros textos*, São Paulo, Companhia das Letras, 2010.]

8 *Ibidem*.

9 A leitura do mecanismo psíquico da denegação foi objeto de uma rica discussão estabelecida entre Lacan e o filósofo Jean Hypolitte, em 1953, no contexto teórico do seminário de Lacan sobre os escritos técnicos de Freud. Jacques Lacan. *Les Écrits techiniques de Freud. Le Séminaire*, v. I. Paris, Seuil, 1975. [Ed. bras.: *O Seminário, livro 1: os escritos técnicos de Freud*, Rio de Janeiro, Zahar, 1986.]

A BOLSA OU A VIDA?

Essa recusa e a perversão psíquicas destacadas, moduladas pelo inequívoco imperativo da crueldade, evidenciaram-se de forma chocante nas múltiplas formas de desprezo apresentadas no Brasil pelo presidente Bolsonaro. Diante dos milhares de mortos provocados pela pandemia, sua frieza e ironia se conjugam intimamente com a produção de enunciados performáticos impróprios a qualquer um diante da morte do outro, principalmente para quem ocupa a posição suprema de presidente da República. E, de fato, no imaginário social de qualquer país, essa é a posição inegável do protetor dos cidadãos e de quem cuida zelosamente da vida de todos, sem qualquer distinção, de maneira ampla, geral e irrestrita.

Com os últimos comentários, nos deslocamos de forma progressiva das questões colocadas pelo vírus na sua particularidade e pela problemática especificamente ecológica como seu corolário, assim como dos conflitos político e ético, que a isso se conjugam intimamente. Assim, nos voltamos às questões colocadas pela pandemia nas suas particularidades, formando o tríptico conceitual, que foi esboçado para delinear as coordenadas que me orientaram na escrita deste ensaio. É isso que será problematizado em seguida.

6. PANDEMIA

Se o vírus remete a uma problemática eminentemente orgânica, a pandemia, em contrapartida, ultrapassa em muito o campo estrito do discurso biológico. Ela traz para si, além dos registros do *social* e do *sanitário*, os campos da *economia*, da *política* e da *cultura*, exigindo então uma leitura interdisciplinar, para que se possa dar conta de sua especificidade e complexidade, de maneira conjugada.

Diversos países ditos desenvolvidos chegaram atrasados no confronto com a catástrofe. Quando a epidemia se anunciava vivamente na Ásia, os demais continentes não acreditavam na intensidade do novo Coronavírus, que já se disseminava a olhos vistos. A doença foi classificada como "pandemia" pela Organização Mundial de Saúde apenas no início de março de 2020, apesar de ter iniciado na China em dezembro de 2019. Porém, como já comentamos, não faltaram ao governo norte-americano, por exemplo, relatórios oficiais antecipatórios da catástrofe.

E o mesmo aconteceu com os governos europeus, uma vez que todos possuem igualmente agências e instâncias de Estado de antecipação e regulação de riscos sanitários, assim como de controle dos demais riscos sociais e econômicos. Foi rigorosamente isso o que ocorreu com Itália, Inglaterra, França, Portugal e Espanha.

O TRAUMA NA PANDEMIA DO CORONAVÍRUS

Se medidas antecipatórias não foram tomadas para proteção da vida da população dos países europeus, como aconteceu também nos Estados Unidos, isso foi consequência direta de uma opção de ordem política feita por seus governantes, para não perturbar o bom andamento da economia neoliberal.

Na Itália, os empresários de Milão e da Lombardia pressionaram os dirigentes políticos para não fechar as cidades com proibições de circulação de pessoas nas ruas. Isto é, sem qualquer forma de quarentena, para não desandar os rumos dos negócios e da economia. Dessa forma, somente quando a epidemia se tornou patente, mensurada pelos números elevados dos indicadores sanitários de *contaminação* e de *óbitos*, assim como pela dificuldade do sistema hospitalar de regular a demanda de cuidados dos doentes, a quarentena com isolamento social foi instituída na Itália. O mesmo se deu em outros países europeus, como França, Inglaterra, Espanha e Portugal.

O Reino Unido, por exemplo, não quis emplacar a quarentena no começo da pandemia, e quando o fez já estava premido com circunstâncias catastróficas: contava com um alto nível de contaminação e de mortos. O país, porém, não se antecipou ao óbvio, acreditando (erroneamente) na constituição da imunidade de rebanho, por razões de ordem econômica, de forma que a resultante disso foi que os números ingleses de casos e de mortos pela pandemia ultrapassaram os perfilados pelos demais países do lado ocidental da Europa. Enfim, foi apenas quando o Imperial College empreendeu uma previsão estatística calamitosa do que iria acontecer na Inglaterra, caso o isolamento social não fosse instituído logo e de maneira estrita, que o primeiro-ministro, Boris Johnson, decidiu mudar radicalmente os rumos de sua política sanitária, iniciando, então, a quarentena.

Posteriormente, passados os momentos mais agudos da pandemia no Reino Unido, quando a primeira onda começou a arrefecer, Boris Johnson fez a autocrítica pública de seu posicionamento, pedindo des-

PANDEMIA

culpas ao povo inglês pelas decisões políticas equivocadas assumidas inicialmente, que acarretaram no aumento de contaminados e de mortos. Certamente, isso poderia ter sido evitado, enfim, se o político tivesse sido norteado pelo imperativo da vida, e não pelo imperativo da bolsa.

As autoridades sanitárias e políticas na França e na Espanha também demoraram muito a agir, não impuseram inicialmente a quarentena. Não acreditaram que a pandemia os iria atingir. Fizeram, então, um jogo de cena de desafio com o destino, para privilegiar igualmente o imperativo da bolsa, e não o da vida.

É preciso reconhecer que os países asiáticos conseguiram lidar muito melhor com a pandemia do que os Estados Unidos e diversos países europeus. As razões disso são múltiplas, de acordo com as interpretações dadas por alguns respeitáveis comentadores internacionais da crise.

Segundo Boaventura de Sousa Santos, os diferentes países asiáticos não possuem economias neoliberais estritas como ocorre no Ocidente, sendo o caso da Coreia do Sul, de Taiwan, de Singapura, do Vietnã, da Tailândia e até mesmo parcialmente da China. Dessa forma, puderam instituir imediatamente a quarentena, assim como o rastreamento de doentes, de possíveis contaminados e dos percursos dos casos, além do uso de testes diagnósticos sistemáticos, realizados por alguns desses países, e a implantação imediata do uso de máscaras protetoras para a totalidade da população, como, aliás, já era bastante comum nesses países, em razão de experiências passadas relacionadas a infecções respiratórias e estados gripais.[1]

Ainda, de acordo com Boaventura de Sousa Santos, os países orientais seriam constituídos por populações mais disciplinadas e que aceitariam com mais facilidade as diretrizes severas de quarentena instituídas pelo Estado, diferentemente dos países ocidentais, que seriam mais egocêntri-

---

1 Boaventura de Sousa Santos, *A cruel pedagogia do vírus*, São Paulo, Boitempo, 2020.

O TRAUMA NA PANDEMIA DO CORONAVÍRUS

cos e rebeldes diante de decretos imperativos.[2] Por certo, a longa tradição imperial presente naqueles países, em que o poder político do Estado e do imperador tem marcas teológicas cruciais inscritas no psiquismo inconsciente da população, com seus efeitos imaginários e simbólicos evidentes, poderia explicar a maior obediência asiática diante do poder estatal, em oposição marcante à tradição individualista ocidental, mais insurgente às injunções imperativas das autoridades sanitárias e políticas, oriundas do Estado.

Essa segunda leitura proposta por Boaventura de Sousa Santos foi igualmente realizada por diferentes autores e comentadores da crise sanitária internacional, como o filósofo sul-coreano Byung-Chul Han, radicado na Alemanha e que trabalha regularmente com diferentes problemáticas da contemporaneidade.[3]

Já o filósofo italiano Giorgio Agamben se opôs claramente, desde o início, à decretação de "pandemia" em seu país, enunciando, de modo surpreendente, o que denominou, num texto célebre, de "a invenção da epidemia". Para Agamben, a epidemia, e posteriormente a pandemia, foi o substituto político oportuno que os países ocidentais encontraram para o declínio da luta contra o terrorismo, para inventarem assim um novo inimigo que justificasse as medidas biopolíticas constitutivas do Estado de exceção, sob a forma agora das medidas radicais de quarentena. Como se sabe, a condição política do Estado de exceção, como marca crucial do poder político na contemporaneidade, é a tese sustentada sistematicamente por Agamben desde a sua importante obra intitulada *Homo sacer.*[4]

---

2 *Ibidem.*
3 Byung-Chul Han, "La emergência viral y el mundo de mañana", in AAVV, *Sopa de Wuhan*, Espanha, 2020, pp. 97-111.
4 Giorgio Agamben, *Reflexões sobre a peste*, São Paulo, Boitempo, 2020. *Idem*, *Homo sacer*, Paris, Seuil, 1995. [Ed. bras.: *Homo sacer I*, Belo Horizonte, Editora UFMG, 2010; *Homo sacer II I.*, São Paulo, Boitempo, 2004; *Homo Sacer II. III.*, Belo Horizonte, Editora UFMG, 2011. *Homo sacer II. IV.*, São Paulo: Boitempo, 2011; *Homo sacer II. V.*, São Paulo, Boitempo,

PANDEMIA

Esta tese do filósofo italiano foi radicalmente contestada por múltiplos autores, sem que, no entanto, fosse desconsiderada a possibilidade de que diferentes governos pudessem se aproveitar do acontecimento da pandemia para promover o *controle social* ostensivo da população e de seus territórios, assim como realizar a restrição de *direitos civis* e da *liberdade* de seus cidadãos.[5]

Foi o que ocorreu, por exemplo, na Hungria, onde Viktor Orbán estabeleceu um regime completamente autoritário, que se delineava de forma patente na sua política de extrema direita e antiliberal, como o próprio Orbán a denominou. O primeiro-ministro imprimiu ideias de abolição dos direitos civis e de mudanças políticas totalitárias nas instituições húngaras – anteriormente democráticas –, a começar pelo desmonte completo do sistema judiciário independente e da liberdade de imprensa.

Um processo similar se deu na Polônia, antes, durante e após as recentes eleições de 2020, momentos em que o regime político endureceu a olhos vistos. O discurso vencedor do pleito foi caracterizado por seu fascismo palpável, que coloca em questão a ordem democrática, no plano jurídico e no que concerne à liberdade de imprensa. Além disso, ataca frontalmente todos os discursos sobre gênero e movimentos LGBTQIA+, considerados equivalentes ao comunismo na sua periculosidade, esse que marcou a sociedade polonesa nos tempos da União Soviética, assim como no tempo da ocupação alemã do país e do ativo colaboracionismo polonês com o nazismo na Segunda Guerra Mundial.

Em decorrência desses processos, tanto a Hungria quanto a Polônia estão sendo observadas de perto pela União Europeia, pelas práticas contínuas de desmonte da ordem democrática, com ênfase na perda de independência do sistema judiciário e da liberdade de imprensa.

2013; *Homo sacer III*, São Paulo, Boitempo, 2011; *Homo sacer IV*, São Paulo: Boitempo, 2014; *Homo sacer IV. II. O uso dos corpos*, São Paulo, Boitempo, 2017.]

5 Slavoj Žižek, *Pandemia Covid-19 e a reinvenção do comunismo*, São Paulo, Boitempo, 2020. Boaventura de Sousa Santos, *A cruel pedagogia do vírus, op. cit.*

O TRAUMA NA PANDEMIA DO CORONAVÍRUS

Nos Estados Unidos, governos estaduais e o federal de Trump se aproveitaram do pânico do contexto pandêmico para colocar a Guarda Nacional e policiais à paisana, como milicianos fascistas, para atacar outros interesse políticos, como as manifestações contra o racismo estrutural, com o uso de violência e crueldade, sem respeitar os imperativos jurídicos do país. Foi o que ocorreu em Oregon, em julho de 2020, e em seguida em Seattle – e que ameaça se disseminar sobre outras cidades norte-americanas, como Chicago. Este embate continua quente e em curso ainda hoje, de forma agressiva, em setembro de 2020, enquanto estou finalizando este livro.

Trump visa, sem dúvida, a atingir as cidades e os estados norte--americanos dirigidos por políticos do partido Democrata. Ele deseja mostrar para o seu eleitorado e para os eleitores indecisos o caos e a violência que impera nos estados governados pelos membros do partido rival – e que poderia se instituir futuramente nos Estados Unidos, caso o democrata Joe Biden seja vitorioso nas eleições presidenciais de novembro de 2020.

Esta estratégia política marcadamente violenta que norteia as ações policiais de Trump foi denominada de forma significativa de "Lei e Ordem". Por meio desse posicionamento, o presidente norte-americano contesta a existência do racismo estrutural nos Estados Unidos, pretendendo manter incólume a ordem da segurança pública e reconhecer apenas pontual e circunstancialmente certos atos inquestionáveis da violência do Estado, como nos casos recentes de George Floyd e de Jacob Blake, que foram filmados por celulares e exibidos fartamente pelas diversas redes televisivas do país. Em oposição radical ao movimento antirracista que ocupa as ruas dos Estados Unidos, que conta com ampla participação multicultural de segmentos sociais, étnicos e raciais, entoando a palavra de ordem *Black Lives Matters* (Vidas negras importam), o presidente Trump, em conjunção com movimentos supremacistas brancos, enuncia a palavra de ordem *Blue Lives Matters* (Vidas azuis importam), aludindo à cor azul do uniforme dos policiais norte-americanos.

PANDEMIA

No Brasil, o presidente Bolsonaro procurou fazer a mesma coisa. Fustigou repetidamente nos períodos iniciais da pandemia tanto o Poder Judiciário, através do Supremo Tribunal Federal, quanto o Congresso Nacional, com a promoção de manifestações públicas de intenções claramente antidemocráticas, buscando o apoio das Forças Armadas para estabelecer um regime autoritário e ditatorial.

As instituições sociais brasileiras reagiram prontamente ao cerco autoritário de Bolsonaro. Foi destacada assim a importância da ordem democrática e a permanência do Estado democrático de direito, principalmente a considerar a rápida ação do Supremo Tribunal Federal contra os desmandos recorrentes do presidente brasileiro.

Contudo, o reconhecimento dos efeitos biopolíticos (Foucault) da pandemia, na leitura teórica proposta por Agamben, não implica absolutamente afirmar que houve uma "invenção da pandemia", como o filósofo italiano enunciou literalmente, para o espanto de todos os seus leitores e interlocutores, de forma ao mesmo tempo surreal, absurda e peremptória.

Os amantes e os praticantes das religiões no Ocidente, segundo Agamben, aceitaram docilmente as normas sanitárias de isolamento social estrito, em conjunção com o distanciamento dos corpos e a impossibilidade de carícias e de beijos entre os parceiros, não obstante a importância fundamental da liberdade como pressuposto ético na tradição ocidental.[6] No entanto, se isso tudo aconteceu de fato, foi certamente consequência do terror da morte, que se apossou plenamente dos indivíduos, promovido pela disseminação contagiosa de um inimigo invisível presente em toda parte, sem respeitar as fronteiras existentes entre os corpos e os países, nem tampouco os continentes, os espaços aéreos e os oceanos, enfim, o mundo inteiro.

O filósofo francês Jean-Luc Nancy respondeu a Agamben, num texto intitulado "Excepción viral". Nele, ironiza direta e francamente

---

6 Agamben, *Reflexões sobre a peste*, São Paulo, Boitempo, 2020.

O TRAUMA NA PANDEMIA DO CORONAVÍRUS

seu colega italiano em sua suposição absurda, dizendo, inclusive, que se tivesse seguido seus conselhos quando precisou realizar um transplante cardíaco há poucos anos atrás, estaria agora morto, pois Agamben o tinha desaconselhado da cirurgia para não se submeter às injunções biopolíticas.[7] A leitura empreendida por Agamben é descolada do real, uma vez que, para, custe o que custar, sustentar de forma absoluta a sua tese do Estado de exceção – com a qual estou de acordo, no fundamental –, não reconheceu devidamente as dimensões fulcrais e reais da pandemia em curso trágico, transformando-a inusitadamente numa "invenção".

Requer destacar ainda certos efeitos culturais e éticos da peste do Coronavírus, para que possamos aprofundar devidamente seus impactos catastróficos no espaço social, pelo desconstrução promovida nas suas coordenadas fundamentais. E para tanto, devemos observar as relações que o Ocidente estabeleceu historicamente com a racionalidade científica e técnica.

---

7 Jean-Luc Nancy, "Excepción viral" [Exceção viral], in AAVV, *Sopa de Wuhan*, Espanha, 2020. pp. 29-30.

7. DISCURSO CIENTÍFICO E DISCURSO TÉCNICO: A TECNOCIÊNCIA

É preciso considerar devidamente, no mesmo comprimento de onda anteriormente sublinhado, como a pandemia da Covid-19 promoveu a desconstrução frontal do mundo contemporâneo pela paralisação quase completa do funcionamento da economia internacional, assim como dos laços sociais. Pela suspensão da quase totalidade das práticas comerciais e de ensino, escolas e universidades passaram a ter cursos apenas de forma virtual e não presencial, assim como os espaços religiosos e de lazer instituídos pela interdição sanitária generalizada de evitamento de aglomerações para impedir as possíveis contaminações virais entre os indivíduos.

Tudo isso implica afirmar que a pretensão humana – constituída na modernidade inicialmente e no mundo contemporâneo posteriormente – de domínio total da natureza pelos discursos das ciências e das técnicas foi derrubada e humilhada. O responsável, um minúsculo agente biológico invisível que destruiu de modo desnorteante nossa forma de vida, individual e coletiva, e nossos laços sociais.[1]

---

1 Ludwig Wittgenstein. "Investigations philosophiques", in *Tractatus logico-philosophique suivi de Investigations philosophiques*, Paris, Gallimard, 1961. [Ed. bras.: *Tractatus Logico-Philosophicus*, São Paulo, Edusp, 2017.]

O TRAUMA NA PANDEMIA DO CORONAVÍRUS

Esse projeto civilizatório foi no princípio desenvolvido no Ocidente, no contexto histórico, social e cultural do Renascimento, pela retomada triunfal do mito grego de Prometeu – que roubou o fogo dos deuses do Olimpo para oferecê-lo aos humanos, deslocando a estrutura de poder. Assim, a formação primordial do humanismo renascentista foi esboçada nas cidades italianas e se disseminou em seguida por toda a Europa como maneira de viver.[2] A figura do homem passou, então, a disputar com os deuses a hegemonia sobre a dimensão mundana, e o poder do mundo foi definitivamente deslocado da esfera celeste para a esfera terrestre.

Na Alemanha, na aurora dos tempos modernos, começou a se estabelecer o mito de Fausto, que teve uma grande fortuna literária posterior no teatro elizabetano com Christopher Marlowe[3] e no romantismo alemão com Wolfgang von Goethe.[4] Segundo o mito, Fausto realizou um pacto com o diabo e contra Deus, em nome da aquisição da verdade da ciência, na narrativa inaugural da *secularização* e do *desencantamento* do mundo, segundo a formulação já clássica de Weber.[5] Esses são constituintes genealógicos da modernidade, com o começo do que Nietzsche denomina como "a morte de Deus".[6]

No século XIX, no contexto do romantismo inglês, Mary Shelley apresentou a terceira narrativa constitutiva da modernidade ocidental e da secularização do mundo, com a construção literária do mito de Frankenstein, no qual torna possível o engendramento da vida em laboratório pelos parâmetros do discurso da ciência. Retirou-se assim

---

2 Pierre Grimal, *Dictionaire de Mitologie grecque et romaine*, Paris, PUF, 1960.

3 Christopher Marlowe, *A trágica história do doutor Fausto*, Lisboa, Inquérito, 1987.

4 Johann Wolfgang von Goethe, *Fausto*, Belo Horizonte, Itatiaia, São Paulo, Universidade de São Paulo, 1981.

5 Weber, *Éthique Protestante et l'esprit du capitalisme*, Paris, Plon, 1964. [Ed. bras.: *A ética protestante e o "espírito" do capitalismo*, São Paulo, Companhia das Letras, 2004.]

6 Friedrich Nietzsche, *Généalogie de la Morale*, Paris, Gallimard, 1971. [Ed. bras.: *Genealogia da moral*, São Paulo, Companhia das Letras, 2009.]

DISCURSO CIENTÍFICO E DISCURSO TÉCNICO

de Deus a sua última prerrogativa até então irrevogável, a potência de produção e de promoção da vida propriamente dita.[7]

É possível vislumbrar, nessa sequência genealógica dos diferentes mitos constitutivos da modernidade no Ocidente, como se delinearam os pressupostos da secularização e do desencantamento do mundo, de forma que, pela mediação dos discursos da ciência e da técnica, não existiria mais qualquer limite imaginável e tangível para a pretensão humana de domínio completo da natureza.

Ao longo do século XX e deste século XXI, a expansão do discurso tecnocientífico se deu de modo exponencial e espetacular. Isso aconteceu em todos os domínios conhecidos das práticas humanas e sociais, explorando o espaço terrestre, marítimo e sideral, de maneira que, para a civilização mundial, tudo poderia ser conquistado pelo exercício da razão humana de ordem científica e técnica. Nem mesmo o céu seria o limite, pelas possibilidades finalmente entreabertas pelas pesquisas e incursões espaciais, depois de anos de estudos, que levaram à triunfal viagem à Lua no fim dos anos 1960, às posteriores incursões a Marte, assim como à recente especulação astronômica da hipotética presença de vida no planeta Vênus.

Os efeitos catastróficos da pandemia da Covid-19, pelas múltiplas desconstruções que promoveu nas formas de existência individuais e coletivas de modo sistemático, implicaram a emergência histórica de um limite ostensivo e flagrante na onipotência humana de se acreditar no Deus secularizado. A peste levou assim à efetiva humilhação da pretensão do homem de domínio absoluto do mundo, de forma que nem mais o céu poderia ser o limite, com efeitos ainda impossíveis de serem completamente calculados, em toda a sua extensão e profundidade, no tempo futuro.

Toda essa digressão sobre os limites éticos e políticos colocados para a nossa civilidade tem como intenção mostrar como o século XXI começa

---

7 Mary Shelley, *Frankenstein*, São Paulo, Companhia das Letras, 1994.

O TRAUMA NA PANDEMIA DO CORONAVÍRUS

com a eclosão catastrófica da pandemia da Covid-19, caracterizada pelo conjunto de transformações políticas, sociais, econômicas, culturais, éticas e científicas que já promoveu e que ainda vai se delinear no futuro próximo. Com efeito, da mesma maneira que, segundo muitos historiadores, o século XX se iniciou apenas com a Primeira Guerra Mundial, em 1914, e que durou quatro anos até se findar, em 1918, hoje, historiadores afirmam que o novo século se iniciou apenas com a disseminação da pandemia da Covid-19. No Brasil, a antropóloga e historiadora Lilia Schwarcz, professora da Universidade de São Paulo e da Universidade de Princeton, enunciou igualmente essa tese.

Pode-se depreender dessa formulação como o critério teórico que estamos sustentando para definir o início do novo século não é o da cronologia estrita, mas aquele que coloca em evidência a emergência histórica de uma *descontinuidade*, que teria a potência radical de transformar as nossas formas de vida e de sociabilidade, com a mudança completa da ética que regula intimamente a nossa existência. Isso implicaria a constituição de novas maneiras de pensar, de sentir, de subjetivar, de agir e de governar, isto é, de um novo *éthos*, nos registros individual e coletivo ao mesmo tempo.[8]

O que delineia a descontinuidade histórica propriamente dita e que promove o surgimento de um novo século é a produção de uma nova inflexão significativa, que transforme drasticamente o rumo das coisas do mundo, de maneira que o ontem não se superpõe nem ao hoje nem tampouco ao amanhã. Uma transformação *temporal* profunda, em conjunção íntima com o registro da produção do *sentido*, que reconfigura assim na sua nervura fundamental a própria experiência da *historicidade*.

Dito de outra forma, a mudança do novo século implica a produção de um *acontecimento* decisivo. Este não se restringe ao simples registro do

---

8 Michel Foucault, *L'Archéologie du savoir*, Paris, Gallimard, 1968. [Ed. bras.: *A arqueologia do saber*, Rio de Janeiro, Forense Universitária, 2012.]

DISCURSO CIENTÍFICO E DISCURSO TÉCNICO

fato, uma vez que fato e evento seriam apenas cruciais quando tiverem a potência de modificar radicalmente o sentido da história, assim como a sociabilidade e as formas de vida, numa inflexão das coordenadas e das linhas de força constitutivas do espaço social, de forma a transformar o mundo de ponta-cabeça.

Enfim, foi tudo isso que se condensou simbolicamente como acontecimento frugal e primordial e tornou a pandemia da Covid-19 como fato e evento decisivos na aurora do século XXI. Se a constituição do século XX implicou a hegemonia inquestionável do discurso da ciência e da técnica como paradigma de nossas formas de vida, na esteira do que já se delineava com a disseminação do discurso Iluminista desde o fim do século XVIII, o novo século XXI se anuncia, em contrapartida, pelos limites que devem ser colocados à onipotência humana no domínio da natureza. O que está em pauta no novo contexto de historicidade não são os limites da ciência e da racionalidade científica enquanto tal, mas a questão da *racionalidade instrumental* propriamente dita. Isso já havia sido apresentado por Theodor Adorno e Max Horkheimer, após a Segunda Guerra Mundial, na obra *A dialética da razão*, quando enunciaram as conjunções existentes entre a *razão instrumental* e o *projeto totalitário do nazismo*, com todos os efeitos mortíferos e de aviltamento ao valor conferido à vida humana, que é do conhecimento público e notório de todos.[9]

Adorno retomou ainda essa mesma problemática posteriormente em diversas de suas obras, principalmente no livro *Minima moralia*,[10] trazendo relações rigorosas que existiriam entre a promoção da razão instrumental e a disseminação correlata da *barbárie* no espaço social como seu desdobramento decisivo, interrogando as transformações promovidas do espaço público e dos modelos de governabilidade na modernidade capitalista.

---

9 Theodor Adorno, Max Horkheimer, *La Dialectique de la raison*, Paris, Gallimard,1974. [Ed. bras.: *Dialética do esclarecimento*, Rio de Janeiro, Zahar, 1985.]
10 Theodor Adorno, *Minima moralia*, São Paulo, Ática, 2000.

O TRAUMA NA PANDEMIA DO CORONAVÍRUS

A pandemia da Covid-19 colocou tragicamente em cena os limites a serem impostos à razão instrumental, mas não à razão científica em si. Como se sabe, a forma assumida pela razão instrumental nas últimas décadas é a da figura do que se convencionou denominar de *discurso da tecnociência*, e não a do discurso da ciência. Podemos denominar esse de *discurso crítico da ciência*, no qual se reconhece devidamente as articulações fundamentais existentes entre o discurso científico com os discursos da política e da ética, no tecido íntimo de sua construção e produção de conceitos.

Contudo, também a racionalidade científica crítica estava sendo questionada de forma sistemática pelos *negacionistas* de longa data, desde a manifestação da crise ecológica que ameaça a vida do planeta há muito tempo. Esse movimento ocorre em defesa da razão instrumental estrita e do discurso da tecnociência para a promoção da expansão infinita da economia neoliberal e do capital financeiro, seu correlato.

Em decorrência dessa recusa do discurso da ciência – realizado ostensivamente pelo presidente Trump, durante a atual pandemia –, pela primeira vez na sua já longa história de 180 anos de existência, a revista *Scientific American,* de divulgação científica, assumiu uma posição pública no próximo pleito presidencial norte-americano, em defesa do candidato do partido Democrata, justamente por ele reconhecer os pressupostos do discurso científico, o que não é o caso do candidato do partido Republicano, Donald Trump.

Da mesma forma, a Associação Americana de Psicanálise incitou os seus membros a que votem nas próximas eleições num candidato que sustente posições condizentes com os pressupostos da psicanálise, a saber, reconhecimento do discurso da ciência, coerência ética e defesa intransigente da democracia. Sem citar nomes, é claro que o que está em pauta é a crítica eloquente a Trump e a ameaça que a sua recusa ao discurso da ciência produz como um ataque ao discurso da psicanálise e o que ela representa.

DISCURSO CIENTÍFICO E DISCURSO TÉCNICO

Esse negacionismo assumiu também na política do atual governo brasileiro a marca ostensivamente *anti-iluminista*, com o incentivo de discursos *neopentecostais* que evidenciam o retorno às coordenadas do mundo pré-moderno. Como seu corolário, houve também o sufocamento financeiro das universidades e dos órgãos públicos brasileiros voltados ao fomento da pesquisa, como o Conselho Nacional de Pesquisa (CNPq), com os cortes estratégicos de verbas, atingindo bolsas de estudo de pesquisadores e alunos de mestrado e de doutorado.

Porém, foi pela razão científica crítica, e não pela razão instrumental, que as regras sanitárias de controle da pandemia em curso puderam ser estabelecidas pelos diferentes governos do mundo – com exceção do Brasil, dos Estados Unidos e de muitos poucos países, como ainda veremos adiante neste texto. O que se impôs foi o imperativo da proteção e da promoção da vida, pela mediação do discurso crítico da ciência, e não o de obediência estrita ao imperativo da razão instrumental e do discurso da tecnociência. Deveras, essas defendiam sempre a manutenção das práticas econômicas neoliberais, mesmo que isso implicasse, de maneira perversa, a morte catastrófica de indivíduos – representados principalmente, pelas populações precárias, que são a maioria mundialmente, e pelos grupos de risco, representados por aqueles com mais de 60 anos e portadores de certas enfermidades graves, como se anunciou desde o início da pandemia na Itália (Lombardia).

É possível depreender facilmente disso tudo como o discurso político norteado pela razão instrumental economicista, e não pela razão científica crítica, que é mais ampla, resultava necessariamente numa prática social *eugênica*, em que as populações precárias e os idosos seriam eliminados pela morte, numa perspectiva eminentemente *genocida* de depuração populacional, em nome da manutenção da expansão econômica neoliberal. De fato, a proposição do que foi chamado de "isolamento horizontal radical", e não do dito "isolamento vertical parcial", foi enunciada pelo discurso da ciência crítica e sustentada pela

O TRAUMA NA PANDEMIA DO CORONAVÍRUS

OMS desde o início da pandemia, em consequência da inexistência de protocolos terapêuticos consistentes para se confrontar clinicamente a doença e pela falta de uma vacina que pudesse proteger as populações expostas à disseminação da Covid-19. O que estava ainda em causa, na ausência de protocolos médicos e de uma vacina, era o desconhecimento científico total sobre a enfermidade, cujo surgimento em escala global devastadora pegou de calças curtas os diferentes Estados da cartografia internacional assim como a comunidade científica e médica, que ficaram ambas inicialmente impotentes no confronto trágico e mortal com a Covid-19.

Em decorrência dessas deficiências e negatividades, a única forma de combate aos efeitos catastróficos da pandemia – nos diferentes registros implicados, guiados principalmente pelas linhas de força de preservação da vida das populações (critério absoluto) e da manutenção da produtividade econômica (critério relativo) – foi a reativação do antigo dispositivo sanitário presente desde o início do século XIX, no Ocidente. Foram agenciados, assim, os discursos da *epidemiologia* e da *vigilância sanitária*, com a promoção de uma quarentena ampla, geral e irrestrita.[11]

---

11 Sobre isso, ver Jacques Ruffié e Jean-Charles Sournia, *Les Épidémies dans l'histoire de l'homme* [As epidemias na história do homem]. Paris: Flammarion, 1984; John M. Barry, *A grande gripe*, Intrínseca, Rio de Janeiro, 2000; John Kelly, *A grande mortandade, op. cit.*; Daniel Defoe, *Um diário do ano da peste*, Porto Alegre, Artes e Ofícios, 1987; Dilene Raimundo do Nascimento, *As pestes do século XX: tuberculose e aids, uma história comparada*, Rio de Janeiro, Fiocruz, 2005.

8. DISPOSITIVO DA PESTE E DISPOSITIVO DA LEPRA

É preciso considerar que o recurso de quarentena utilizado no século XIX no combate às diversas epidemias que ocorreram ao longo da modernidade era a reativação do dispositivo da peste que foi implantado nos séculos XVI e XVII, na Europa, com a proliferação da epidemia que ceifou milhares de vidas, de forma indiscriminada. Esse mesmo método sanitário foi empregado repetidamente no Ocidente, até o século XXI, nos diversos contextos de crises sanitárias e sociais, fossem epidemias, fossem pandemias.[1]

Porém, é necessário lembrar que, quando esse dispositivo sanitário foi estabelecido historicamente com a *peste,* ele representou uma novidade discursiva, uma vez que o dispositivo utilizado anteriormente para confrontar uma epidemia era outro, o dispositivo da *lepra.*

E qual seria a diferença crucial existente entre os discursos da peste e da lepra?

Segundo Michel Foucault, na obra *História da loucura na Idade Clássica,* o dispositivo da lepra foi configurado no fim da Idade Média,

---

1 Theodor Adorno, Max Horkheimer, *La Dialectique de la raison, op. cit.*

O TRAUMA NA PANDEMIA DO CORONAVÍRUS

quando a totalidade dos leprosos era expelida para a periferia e para o exterior das cidades, para eliminar, assim, o risco de contaminação daqueles que se mantiveram saudáveis e preservados do contágio. Vale dizer, o *Mal* era combatido pela depuração radical das populações acometidas pela lepra, para que pudessem morrer a distância, sem colocar em risco os puros, os não maculados pelo Mal.

Em termos contemporâneos, podemos dizer que as práticas colocadas em cena pelo dispositivo da lepra eram de ordem estritamente *genocida*, pois eram norteadas pela expulsão sem retorno possível de parcelas significativas das populações concernidas, condenadas inapelavelmente à morte em vida e, antes disso, à morte social. Essa decisão política era determinada por razões teológicas, já que – não podemos nos esquecer –, na equação presente no imaginário medieval, a lepra era identificada, nos registros real e simbólico, como o Mal propriamente dito.[2]

Segundo ainda Michel Foucault, agora no livro *Vigiar e punir*, publicado em 1974, o dispositivo da peste, por sua vez, se deu historicamente num tempo posterior e tardio no Ocidente, na passagem do século XVI para o século XVII, quando o que se instituiu não foi mais a expulsão do Mal para o exterior e para a periferia do espaço social, mas a sua *exclusão por inclusão*, ou seja, pelo estabelecimento das práticas de quarentena, no sentido moderno do termo. As fronteiras externas do espaço social e de diversos países europeus eram rigorosamente fechadas para impedir a circulação de populações estrangeiras, por mar e por terra; as pessoas tornavam-se simultaneamente impossibilitadas de circular no interior de seu país e de sua cidade, devendo ficar isoladas em sua própria casa para impedir a contaminação. Enfim, a mobilidade social era interditada de forma radical por uma proclamação pública enunciada pelo rei.

---

2 Michel Foucault, *Histoire de la folie à l'âge classique*, Paris, Gallimard, 1971. [Ed. bras.: *História da loucura na Idade Clássica*, São Paulo, Perspectiva, 2014.]

DISPOSITIVO DA PESTE E DISPOSITIVO DA LEPRA

Além disso, instituía-se com o dispositivo da peste o controle cotidiano da circulação social do contágio, que era centrado em cada indivíduo contaminado, para rastrear minuciosamente as cadeias e as séries de contaminações possíveis através das relações estabelecidas com outras pessoas. Esse controle social estrito de mobilidade populacional se desdobrou na organização de um rigoroso *sistema de notação* pública de contágios e de contaminados, na criação de um levantamento correlacionando esses com a casa que habitavam e com o quarteirão onde se inscrevia a casa na cartografia do espaço social.

Foi se constituindo assim, com as coordenadas e linhas de força do dispositivo da peste, as primeiras pautas de *vigilância sanitária* – e do *discurso epidemiológico* no Ocidente –, que seriam posteriormente sistematizadas. Isso se deu em íntima conjunção com o estabelecimento da *governabilidade médica* do espaço social, no contexto específico de duração da epidemia. Contudo, cessada a crise epidêmica, essa governabilidade médica do espaço social era progressivamente suspensa.

Da mesma forma, no contexto do dispositivo da peste, as aglomerações humanas eram proibidas no espaço público e as cerimônias religiosas eram provisoriamente interditadas nas igrejas e nos ambientes urbano e rural, para impedir agrupamentos, reuniões e os riscos consequentes do contágio.[3]

Em relação ao enfrentamento da epidemia, o dispositivo da peste é substancialmente diferente do dispositivo da lepra, em sua estrutura e coordenadas fundamentais. O primeiro evidencia de forma real, mas ainda tímida, tanto a constituição quanto a emergência histórica da governabilidade médica do espaço social durante uma epidemia, mas já prefigurava as condições concretas de existência da *polícia médica*, desde o século XVIII, e a disseminação da medicalização do espaço social, desde o século XIX.

---

3 *Idem, Surveiller et Punir*, Paris, Gallimard, 1974. [Ed. bras.: *Vigiar e punir*, Petrópolis, Vozes, 2014.]

O TRAUMA NA PANDEMIA DO CORONAVÍRUS

Nesse contexto social e histórico, o discurso da medicina científica, fundado no pressuposto teórico do discurso da anatomoclínica, foi transformado no paradigma epistemológico e antropológico do então recente campo das ciências humanas. Isso ocorreu quando todas essas passaram a ser orientadas pelas categorias do *normal,* do *anormal* e do *patológico,* segundo a leitura arqueológica realizada por Foucault em *O nascimento da clínica.*[4]

O contraponto essencial entre os dois dispositivos poderia, então, ser posto da seguinte maneira: o dispositivo da lepra seria de ordem estritamente *teológica,* e o que estaria em pauta seria a problemática do Mal, no sentido moral e religioso do termo. O dispositivo da peste, por sua vez, seria de ordem francamente sanitária, enunciando a governabilidade médica do espaço social e a constituição em seguida da polícia médica, desde o século XVIII, inicialmente na Alemanha e, em seguida, na França e na Inglaterra.[5]

O dispositivo da peste também se evidencia, na passagem do século XVIII para o XIX, com a *medicalização* disseminada do espaço social. Isso se dá no momento que, pela mediação das categorias do normal, do anormal e do patológico – oriundas do discurso da medicina moderna –, o espaço social torna-se sujeito ao risco constante de enfermidades e de anomalias, de modo que é estabelecido um processo de *normalização* insistente, contínuo e permanente.[6]

De volta à contemporaneidade, a proposição sanitária do isolamento social, defendida desde o início da pandemia pela Organização Mundial

---

4 *Idem, Naissance de la Clinique,* Paris: PUF, 1963. [Ed. bras.: *O nascimento da clínica,* Rio de Janeiro, Forense Universitária, 2011.]

5 George Rosen, *Da polícia médica à medicina social, Da polícia médica à medicina social.* Rio de Janeiro, Graal, 1976.

6 Michel Foucault, *Les Anormaux,* Paris, Gallimard/Seuil, 2001. [Ed. bras.: *Os anormais,* São Paulo, WMF Martins Fontes, 2010.] Jean-Pierre Peter, "Malades et Maladies à la fin du XVIIIème siécle" [Doentes e doenças no fim do século XVIII], *Annales E. S. C,* Paris, 1967, número 4.

DISPOSITIVO DA PESTE E DISPOSITIVO DA LEPRA

de Saúde – e seguida por quase todos os países europeus do Ocidente, pelos países nórdicos, com exceção da Suécia, assim como pelos países asiáticos –, inscreve-se nos pressupostos e nas linhas de força dos métodos da peste, numa perspectiva genealógica de leitura, no qual se impõe a governabilidade médica do espaço social.

Em contrapartida, políticas de isolamento vertical propostas pelo governo Bolsonaro assim como as políticas sanitárias seguidas na Nicarágua, no Turcomenistão, no México, na Bielorrússia e parcialmente nos Estados Unidos – países que subestimaram os efeitos catastróficos e mortíferos da pandemia, pela recusa do discurso científico e pelas preocupações exclusivamente economicistas fundadas na razão instrumental e na tecnociência – se inscrevem como "isolamento social vertical e seletivo" e se encontram calcadas nas linhas de força do método medieval da lepra, numa perspectiva estritamente genealógica de interpretação.

O chamado "isolamento vertical", semelhante ao dispositivo da lepra, se norteia por guias teológicos: o Mal está em pauta, em relação íntima com a perversão, modulando práticas eugênicas e genocidas das populações precárias e de risco. Já o "isolamento horizontal", no que lhe diz respeito, resulta da retomada do dispositivo da peste e do discurso científico, no contexto pandêmico atual.

Essa leitura, orientada pela genealogia dos saberes, baseada no discurso teórico de Foucault, possibilita-nos compreender melhor por que os países europeus e asiáticos, com raras exceções, respeitaram o discurso da ciência, responsável pela orientação de suas políticas públicas de enfrentamento da pandemia. E, também, por que os Estados Unidos, o Brasil e alguns poucos países anteriormente citados se nortearam pelo negacionismo científico e pelo discurso neopentecostal. Para esses, a pandemia seria um signo decisivo e eloquente do retorno do Mal, que deve ser, portanto, teologicamente combatido, mesmo que o custo dessa prática funesta seja o genocídio de parte da população "maculada". Esse Mal, enfim, exalado e tragado vaporosamente pelos pulmões na pande-

O TRAUMA NA PANDEMIA DO CORONAVÍRUS

mia em curso diabólico e apocalíptico, modulado pelo cheiro e pelo gosto do enxofre, que contamina e se dissemina, pestilento, pela atmosfera.

No contexto social e religioso especificamente brasileiro, o bispo Edir Macedo e o pastor Silas Malafaia, líderes proeminentes de igrejas neopentecostais importantes no Brasil contemporâneo – a Igreja Universal do Reino de Deus e a Assembleia de Deus Vitória em Cristo –, opuseram-se terminantemente ao dispositivo sanitário, ao discurso científico e à defesa da quarentena. Anunciaram apoio ao "isolamento vertical seletivo" e à manutenção das práticas econômicas e comerciais, inclusive com a defesa da abertura ostensiva dos templos para cerimônias religiosas.

É preciso destacar que as igrejas e os líderes neopentecostais devem ter ficado muito preocupados, e mesmo aflitos, com o isolamento social, em razão do estrangulamento financeiro que a suspensão das atividades religiosas promoveria, a começar pelo impedimento da prática da cobrança regular do dízimo de seus fiéis.

Há relatos de que, durante a pandemia, inúmeros pastores teriam enviado mensagens pelo WhatsApp aos frequentadores de seus templos para demandar o dízimo, afirmando, inclusive, que poderiam ir à casa dos fiéis para receber o tributo. Nesse contexto, alguns fiéis se indignaram, denunciando a prática abusiva dessas igrejas, que não reconheciam que as pessoas haviam perdido emprego e trabalho, de forma que não tinham dinheiro disponível nem mesmo para comida, e muito menos, é óbvio, para pagar o dízimo exigido cinicamente. Essa, sem dúvida, era uma demanda indigna de um templo religioso.

No Brasil da atualidade, muitas dessas igrejas neopentecostais estabeleceram aliança política e programática com o governo Bolsonaro, com seus posicionamentos marcadamente economicistas e tecnocientíficos. Essas se associaram, também, a empresários e comerciantes, que pressionaram governadores e prefeitos com a intenção deliberada de afrouxar as práticas de isolamento social.

DISPOSITIVO DA PESTE E DISPOSITIVO DA LEPRA

Dessa forma, o processo de flexibilização das normas de quarentena no Brasil se realiza num contexto sanitário completamente diferente do que ocorreu nos países asiáticos e europeus. Nesses lugares, o abrandamento apenas foi permitido quando a curva da pandemia esteve em queda, em franca diferença com o que se passa no Brasil, onde o platô de mortes segue bastante alto, de maneira que no mês de setembro de 2020 contava com cerca de 800 óbitos e milhares de novos contaminados por dia.

Lembramos, mais uma vez, a força da aliança política e religiosa que se encontra em pauta, que, nas diretivas de flexibilização das normas sanitárias estabelecidas pelo governo brasileiro, conseguiu que fosse autorizado que cidadãos e fiéis permanecessem em espaços comerciais e em templos religiosos sem a utilização de máscaras protetoras. A justificativa é que esses lugares seriam de ordem privada e não pública, diferente das ruas. O governo brasileiro, por meio de um decreto absurdo do presidente Bolsonaro, inventou uma leitura sobre o que seriam o registro público e o registro privado constitutivos do espaço social. Essa formulação esdrúxula seria inaceitável em qualquer sociedade contemporânea, fosse na Europa, na Ásia ou até mesmo nos Estados Unidos, governado por Donald Trump. Viva, portanto, as regras do neoliberalismo tropical, mal-ajambrado, de cunho marcadamente neopentecostal!

O uso das máscaras se justifica, dos pontos de vista médico e sanitário, principalmente em ambientes físicos fechados, como espaços comerciais, cinemas, teatros, escolas, universidades e templos religiosos, em decorrência da menor ventilação. Nos espaços físicos abertos, como os parques e as ruas, onde existe maior circulação de ar, alguns médicos afirmam que as máscaras talvez possam ser dispensadas, desde que não exista aglomeração pública e se mantenha a distância de cerca de 2 metros entre os indivíduos. Outros médicos, porém, divergem e defendem o uso irrestrito de máscaras em ruas e parques, mesmo que esses sejam devida-

O TRAUMA NA PANDEMIA DO CORONAVÍRUS

mente arejados. Enfim, o debate continua em aberto para a comunidade científica e médica, lugar em que ambas as posições seriam defensáveis e dignas na ética científica que as norteiam, por razões diferentes.

Portanto, não resta qualquer dúvida de que o posicionamento político do governo brasileiro – economicista, norteado pela tecnociência voltada para o imperativo do mercado e em aliança íntima com o discurso neopentecostal –, reativou o dispositivo da lepra e deu as costas ao da peste, que é guiado, como já vimos, pela ciência e pela medicina. Nessa perspectiva, a pandemia do novo Coronavírus passou a ser defrontada e encarada como uma problemática do registro moral e religioso do Mal, e não como algo inscrito na dimensão da saúde pública. Dessa maneira, o cataclismo econômico e sanitário que estamos atravessando seria promovido pelo Diabo e pelas ações pecaminosas realizadas pelos maus cristãos.

Nesse contexto, a nossa salvação aconteceria pela depuração eugênica das populações socialmente precarizadas e idosas, que não teriam mais lugar no mundo do trabalho e das práticas produtivas. E também pela exclusão seletiva dos maus cristãos do domínio mundano, numa prática perversa e genocida, como se realizava a céu aberto e sem qualquer constrangimento com os leprosos, no fim da Idade Média.

Foi nesse cenário de aliança política e moral entre a administração Bolsonaro e as igrejas neopentecostais que em 2019 o governo brasileiro criou uma portaria isentando esses templos de certos impostos. Em julho e agosto de 2020, enquanto o Congresso Nacional discutia a reforma tributária, a bancada evangélica trabalhava para estabelecer como definitiva a isenção, agora por meio de uma lei; em agosto de 2020, a mesma bancada aprovou de maneira espúria na casa legislativa o não pagamentos de dívidas antigas e bilionárias de suas igrejas para com a Previdência Social, ainda que no contexto econômico de precariedade de recursos públicos provocados pela pandemia. A aprovação final dessa benesse escandalosa dependia da sanção do presidente da República, que,

DISPOSITIVO DA PESTE E DISPOSITIVO DA LEPRA

apesar de parceiro, foi pressionado pela bancada evangélica para aprovar a demanda absurda e inconstitucional.

O que causa mais espanto é a anuência do Estado brasileiro em pretender fixar definitivamente essa isenção fiscal para religiosos. No entanto, foi preciso recuar e modular o intento, para, ao mesmo tempo, reforçar sua base política entre os evangélicos e não cometer um crime de responsabilidade, e ser ameaçado pelo processo de impeachment que disso decorreria. Bolsonaro, então, vetou parcialmente a demanda legislativa, em 14 de setembro, mas enviou por sua rede social uma mensagem à bancada evangélica para que recusasse, no Congresso Nacional, o seu veto, agindo de forma não apenas irresponsável do ponto de vista das contas públicas do Estado, mas principalmente cínica, na lógica estrita da governabilidade.

Porém, premida com a reação adversa da opinião pública diante dessa indecência institucional e acreditando não ter mais a maioria que supunha para aprovar esse pleito inconstitucional, a bancada neopentecostal decidiu pressionar o presidente para criar um projeto de lei que inserisse definitivamente na Constituição Brasileira as isenções fiscais aos evangélicos, sem que o rombo fiscal do Estado, na atualidade da pandemia, fosse uma preocupação. Uma total irresponsabilidade política com o país, numa manobra marcada pela perversidade e pela crueldade nos seus menores detalhes.

Finalmente, Bolsonaro teve que vetar a demanda da bancada evangélica no Congresso Nacional, para não transgredir com o teto de gastos do Estado, mas proclamou pelas redes sociais que a bancada evangélica deveria vetar o veto presidencial de forma inesperada e inédita para um presidente da República no Brasil, que seria o que ele faria caso ainda fosse parlamentar.

Não bastando, todo esse processo se realiza num cenário surreal, na medida em que em nome da falta de recursos do Estado, no contexto social e econômico específico dos altos custos implicados com a pande-

O TRAUMA NA PANDEMIA DO CORONAVÍRUS

mia, o Ministério da Economia propõe o aumento da carga tributária, com o retorno da CPMF, de triste memória para a população brasileira.

Ficam bastante claras as proximidades entre a governabilidade norte--americana e a brasileira na gestão da pandemia – em comparação com o que aconteceu com os países europeus e asiáticos. Como vimos, Brasil e Estados Unidos recusaram o reconhecimento da legitimidade do discurso científico e assumiram plenamente a estratégia do negacionismo; ao mesmo tempo, nos dois países se evidenciam os efeitos do discurso neopentecostal de maneira que a direção teológica de leitura do Mal se impôs, conduzindo assim à reativação do dispositivo da lepra. Já, nos países europeus e asiáticos, o que foi posto em cena significativamente foram o dispositivo da peste e o discurso científico.

9. COSMOPOLITISMO?

Um dos efeitos possíveis da pandemia, tal como já foi antecipado como desdobramento crucial por muitos cientistas sociais e políticos, assim como por economistas, é que ocorrerá uma *desconstrução relativa da globalização neoliberal* e o retorno inesperado das coordenadas fundamentais do Estado-Nação. Evidentemente, a conexão globalizada que foi promovida nas últimas décadas impede o retorno puro e simples ao estado social e político anterior, dominante nos anos 1970 e 1980. Por isso mesmo disse que a globalização neoliberal talvez entre num processo de desaceleração, de desconstrução relativa e não absoluta. Com efeito, em consequência da catástrofe econômica, social e humanitária decorrente da pandemia, o Estado terá que intervir em diferentes níveis de complexidade e se preocupar menos com a política de austeridade que regulava a lógica da ordem neoliberal, se deslocando assim da figura do Estado mínimo promovido por essa ordem social e econômica.

É preciso considerar como as impossibilidades e até mesmo os impasses atuais no funcionamento do Estado mínimo, tal como foi desenhado pelos seus primórdios históricos e pelas linhas fundadoras do discurso neoliberal, num momento em que o Estado terá que investir na assistência

O TRAUMA NA PANDEMIA DO CORONAVÍRUS

econômica. Dessa vez, não apenas de empresas e corporações de diferentes portes e escalas, mas também das populações carentes.

Esse novo discurso econômico e político de retificação relativa das diretrizes neoliberais e do agenciamento em novas bases do Estado--Nação foi anunciado pelo presidente francês Emmanuel Macron, no momento quente da pandemia, e mais recentemente ao fim da primeira onda pelo primeiro-ministro Boris Johnson, na Inglaterra. Como se sabe, ambos defendiam posições francamente neoliberais no tempo da pré-pandemia, como uma nova política governamental com a redução do Estado e a desconstrução de todas as marcas residuais assistencialistas anteriores, posicionamento que terá de ser cautelosamente revisto com a pós-pandemia.

Nessa perspectiva de retorno relativo ao estatuto anterior, um dos maiores riscos colocados na cena social e política na contemporaneidade seria a disseminação possível de discursos *nacionalistas* e *populistas*, inscritos no registro da extrema direita do espectro ideológico. Esta já se colocava no espaço público de forma expressiva no tempo da pré--pandemia, quando ocorreu a difusão inesperada de seus discursos políticos em diversos países, tanto na Europa Ocidental e na Europa Oriental quanto na Ásia e na América Latina.

Não resta qualquer dúvida de que essas tendências ideológicas e políticas podem ser perfeitamente reativadas e mesmo intensificadas no novo contexto social e político, como já vem acontecendo efetivamente. E acentua-se, se considerarmos a grave crise econômica que o mundo vai atravessar no futuro próximo, situando a crise possível entre a recessão e a depressão econômica, como indicamos desde o início deste ensaio.

Assim, este processo político já ocorreu em eleições recentes na Europa Oriental e Central. Partidos políticos de extrema direita venceram as eleições na Sérvia, na Croácia e na Polônia e começam a ganhar força

82

COSMOPOLITISMO?

progressiva na porção ocidental europeia, como Itália, França e Alemanha – se bem que, nesses países, existem resistências políticas intensas, que ainda impedem que o discurso político de extrema direita possa se expandir em termos eleitorais.

Nos últimos anos, a expansão política populista e nacionalista no mundo se empreendeu principalmente nas regiões rurais, mas também nas regiões urbanas devastadas pela onda neoliberal, onde as forças conservadoras se disseminaram e a precarização social e econômica foi mais intensa, como pôde ser observado nas recentes eleições citadas. Assim, ocorreu no Brexit, na Inglaterra – que não foi a opção escolhida entre os eleitores das grandes cidades, mas foi o vencedor no interior e nas regiões rurais do Reino Unido. Aconteceu igualmente com as eleições norte-americanas, nas quais Trump perdeu nas grandes cidades, mas ganhou nos redutos eleitorais interioranos do país. Sem esquecer ainda de mencionar que Trump perdeu as eleições por alta diferença na contagem geral dos votos e ganhou em razão do sistema de colégio eleitoral.

Isso implica dizer que o que se impõe como projeto político efetivo e tangível para a democracia no futuro é que, como contraponto à desconstrução relativa da globalização econômica, a *globalização política* possa de fato se estabelecer, para impedir a disseminação dos nacionalismos e dos populismos do discurso da extrema direita, nas dimensões política e ideológica. A constituição de redes de solidariedade, internas e entre países, moduladas por variações locais específicas, como vemos de forma relativa durante a pandemia, seria a prefiguração possível de uma nova globalização no registro político, como reflexo do imperativo democrático na contemporaneidade.

Seria, assim, razoável a construção real de um *mundo cosmopolita* do ponto de vista político e ético, que fosse bem além de uma simples ordem internacional, constituída ainda pelos acordos políticos e comer-

O TRAUMA NA PANDEMIA DO CORONAVÍRUS

ciais estabelecidos entre os diferentes países, de modo que se possa falar efetivamente na figura política da cidadania cosmopolita.

Foi nessa esteira, que Slavoj Žižek enunciou inesperadamente que a pandemia da Covid-19 poderia ser a condição concreta de possibilidade de reinvenção do comunismo, pelo desarranjo do capitalismo neoliberal que estaria promovendo e pela rearticulação de laços, conjunções e parcerias multilaterais entre as nações.[1]

Não se pode deixar de destacar, no entanto, que ao lado de ações de solidariedade nacional e internacional, que indiscutivelmente ocorreram e que continuam a ocorrer durante a pandemia, vivenciamos práticas anticivilizatórias e de franca barbárie. Exemplos são os atos de pirataria promovidos por diversos governos ocidentais hegemônicos na compra de equipamentos médicos e sanitários chineses, atropelando assim contratos previamente estabelecidos por países mais frágeis, política e economicamente, com essas empresas. Atos esses que foram amplamente noticiados pela mídia brasileira e internacional.

Nos meses de março e abril de 2020, diversas ações desse tipo foram realizadas principalmente pelos Estados Unidos, mas também pela França, num clima de *salve-se quem puder*, como caracterizado pela imprensa. O governo norte-americano, por exemplo, protagonizou ações corsárias ao pagar mais caro pelos produtos médicos chineses do que o que havia sido contratado por outros países, mais débeis do ponto de vista hegemônico, como o Brasil. Outro escândalo foi o sofrido por aviões brasileiros que transportavam equipamentos sanitários comprados na China e que, ao pararem no aeroporto de Marselha para abastecer, tiveram seus produtos indevida e ilegalmente confiscados por autoridades do governo francês.

Em razão dessas condutas, como se sabe, o governo brasileiro, norteado pelo Ministério da Saúde, foi obrigado a delinear novas rotas aéreas, bem

---

1 Slavoj Žižek, *Pandemia Covid-19 e a reinvenção do comunismo, op. cit.*

COSMOPOLITISMO?

mais longas e bem mais caras, para trazer ao Brasil os equipamentos sanitários chineses.

Não obstante tais ações piratas, marcadamente colonialistas e anticosmopolitas, empreendida por determinados Estados, as posturas solidárias e de globalização política se enunciaram no registro discursivo e nos atos concretos de diferentes governos e sociedades civis ao redor do planeta.

10. NOVO NORMAL?

Esse conjunto de transformações políticas, econômicas e sociais que estão sendo antecipadas concretamente para o tempo da pós-pandemia, no registro discursivo, articula-se ainda com muitas outras, que devem ser agora explicitadas.

Em relação a essas mudanças possíveis, a filósofa norte-americana Judith Butler adota uma posição prudente. Admite não ser capaz de prefigurar o mundo futuro, como já o fizeram diversos comentadores da pandemia em curso, mas lembra que o capitalismo tem os seus limites bem estabelecidos, sem que entendamos o que quer dizer com essa formulação.[1] As poucas proposições de Butler ficam muito aquém do que se esperaria dela, limitando-se a tratar do restabelecimento do Obamacare nos Estados Unidos – sistema de saúde popular, voltado àqueles sem seguro médico –, criado pelo governo Obama, mas suspenso por Donald Trump.

A formulação de Butler se inscreve no contexto social e sanitário da fragilidade de assistência médica das classes populares norte-americanas,

---

1 Judith Butler, "El capitalismo tien sus limites" [O capitalismo tem seus limites], in AAVV, *Sopa de Wuhan*, Espanha, 2020, pp. 59-65.

O TRAUMA NA PANDEMIA DO CORONAVÍRUS

pois essas não dispõem nem de recursos econômicos nem de seguro-saúde para serem devidamente assistidas neste período. Daí o elevado número de mortos e contaminados entre as populações negra e hispânica nos Estados Unidos.

O que se esboça de forma preliminar, nos discursos de diferentes teóricos, é o que será do futuro no tempo da pós-pandemia com a constituição do que se convencionou chamar de "o novo normal". Ou, ainda, dito de outra maneira, quais serão as mudanças cruciais que vão se realizar, ao mesmo tempo, no espaço público e no espaço privado, nos registros social, econômico, político, ecológico, cultural e subjetivo, mas que se encontram também articulados intimamente com as normas sanitárias e com os preceitos científicos.

Na ausência de uma vacina segura, que seja capaz de impedir os efeitos mortíferos da Covid-19 e que possa promover a devida proteção imunológica das populações e dos indivíduos, assim como na inexistência de protocolos terapêuticos que sejam consistentes para a cura da doença, as distâncias sociais entre os indivíduos devem ser mantidas no tempo da pós-pandemia. Da mesma forma, deve-se manter a proibição de aglomerações públicas, a obrigatoriedade do acompanhamento de dispositivos sanitários, como máscaras, luvas e o uso permanente de álcool gel para limpar as mãos, a fim de evitar o contágio.

Nesse entendimento, teatros, cinemas, escolas, igrejas, espaços comerciais, empresas e todos os demais logradouros públicos poderão funcionar apenas se as estritas regras de distanciamento social – de 1,5 a 2 metros entre os indivíduos – forem efetivamente respeitadas. Além disso, o uso permanente de máscaras, para construir uma barreira mecânica contra a disseminação do vírus, deverá ser mantido, de maneira ampla, geral e irrestrita, como já ocorre, de longa data, nos países asiáticos, nas circunstâncias médicas específicas de infecções respiratórias.

Da mesma forma, o uso de luvas sanitárias será certamente mantido no tempo da pós-pandemia, como já se tornou, aliás, prática corrente,

NOVO NORMAL?

para evitar contágios devido ao contato com superfícies, maçanetas e metais, lugares nos quais o vírus permanece presente por muito tempo. A prática de lavar as mãos de forma regular com sabão, assim como o uso higiênico do álcool gel se transformará também numa prática social rotineira.

O infectologista norte-americano Anthony Fauci, que é assessor e consultor sobre questões da área da saúde pública nos Estados Unidos há muitos mandatos presidenciais, anunciou em setembro de 2020, numa entrevista no jornal *The New York Times*, que o ano de 2021 será como 2020, no que se refere às restrições sanitárias pandêmicas, mesmo com a descoberta de uma vacina eficaz contra o Coronavírus.[2]

Em conexão direta com essas normas higiênicas individuais, a limpeza de alimentos comprados nos supermercados deve ser cuidadosamente realizada com detergentes especiais para promover a devida desinfecção. Da mesma forma, a assepsia das embalagens de comidas encomendadas em restaurantes deve ser feita, a fim de impedir a contaminação mortífera e insinuante do invisível e inesperado vírus. Pelas mesmas razões, embalagens recebidas por correio devem receber tratamento semelhante.

Esse conjunto de práticas sanitárias destacadas, a serem realizadas de forma insistente, contínua e permanente, enquanto não dispusermos de uma vacina eficaz em oferecer proteção imunológica aos indivíduos e de protocolos terapêuticos seguros para combater a doença, representa uma transformação radical em nossas formas e nossos estilos de vida, como já se experiencia hoje concretamente, na existência cotidiana, na pandemia em curso.

É preciso sublinhar como tudo isso é muito custoso para todos nós, no Ocidente, do ponto de vista ético, mas também da economia psíquica e corporal. Fomos socializados como indivíduos de modo completamente diferente, pautando-nos por normas higiênicas e sociais

---

2 <www.nytimes.com/2020/09/11/world/covid-19-coronavirus.html>

O TRAUMA NA PANDEMIA DO CORONAVÍRUS

bastante diversas e mesmo opostas a essas, que não constrangiam tão radical e firmemente os nossos movimentos corporais e principalmente não impunham limites tangíveis para o exercício de nossas liberdades no campo do psiquismo.

Podemos enunciar assim, retomando o discurso sociológico de Pierre Bourdieu, e em particular a sua sugestiva e rigorosa teoria da *prática social*, que o que está sendo colocado em cena nessas novas condições corporais incide sobre os pressupostos éticos e corporais que fundam o imperativo da liberdade do sujeito, isto é, o modo com que o indivíduo foi socializado no Ocidente. Isso promoveria, então, a subversão do sistema corporal dos *habitus* e do seu corolário estrutural, o sistema do *éthos*.[3]

Em consequência da interdição sanitária de proximidade corporal, os cumprimentos de mãos, assim como os abraços, carícias e beijos serão igualmente proibidos, como, de fato, já estão sendo na pandemia, impactando de maneira mais radical ainda as nossas normas de *socialização primária*, subvertendo também o nosso sistema de normas corporais e subjetivas fundamentais.

Com efeito, as novas regras estão incidindo decisivamente nos sistemas de *habitus* e do *éthos* que nos formam desde o princípio do processo de *socialização*, historicamente regulado, no Ocidente, segundo o conceito apresentado por Bourdieu, no discurso sociológico que formulou sobre a *teoria da prática social*.[4]

No que concerne a esse tópico, não se pode esquecer, o que seria ética e teoricamente imperdoável, que, como brasileiros, somos culturalmente

---

3 Pierre Bourdieu, *A economia das trocas simbólicas*, São Paulo, Perspectiva, 1974. *Idem, Esquisse d'une Théorie de la pratique*, Genéve, Droz, 1972 [Ed. bras.: *Esboço de uma teoria da prática*, Diadema, Celta, 2002.] *Idem*, Jean-Claude Passeron, *La Reproduction*, Paris: Minuit, 1970. [Ed. bras.: *Reprodução*, Petrópolis, Vozes, 2014.]

4 Pierre Bourdieu, *Esquise d'une théorie de la pratique, op. cit. Idem, A economia das trocas simbólicas, op. cit. Idem*, Jean-Claude Passeron, *La reproduction, op. cit.*

NOVO NORMAL?

latinos. A interdição de toques, beijos e carícias, que se consubstanciam como proximidades corporais e que caracterizam o nosso *estilo de existência* nos registros *éticos* e *estéticos*, nos afeta bem mais do que aos indivíduos de países norteados pelas tradições anglo-saxônica, nórdica e asiática, onde o distanciamento corporal já estaria instituído cultural e socialmente há muito tempo nas histórias e nas mentalidades dessas diferentes tradições.

Lembremos também como os países ocidentais são marcados pela concepção e pela cultura do *individualismo* – fundadas na categoria de *indivíduo-valor*, que tem como corolário o imperativo da *liberdade* – e que, portanto, rebelam-se mais ostensivamente contra o Estado e a política sanitária, quando esses interditam o exercício moral da liberdade. Em contrapartida, os países orientais, norteados pela cultura do *holismo*, que subsome a categoria do indivíduo como empírica, aceitam com mais facilidade as interdições estatais e das instâncias sanitárias, como já destacamos, segundo a rigorosa leitura antropológica de Dumont, para referenciar a oposição entre as culturas individualista e holista.[5]

De qualquer forma, não se pode perder de vista que o imperativo do "novo normal" no tempo da pós-pandemia, enquanto não existir, repito, uma vacina e protocolos terapêuticos seguros contra a Covid-19, implica o estabelecimento de uma ruptura e de produção de descontinuidade em relação ao que era considerado normal, no tempo da pré-pandemia.

No entanto, é preciso destacar de forma enfática que a condição considerada normal anteriormente não representava mais, para parcelas significativas da população mundial, uma forma adequada e satisfatória de vida. Seria certamente imperdoável, dos pontos de vista ético, político, econômico e social, esquecermo-nos disso, nesta leitura em que se

---

5 Louis Dumont, *Essais sur l'Individualisme, une perspective anthropologique sur l'ideologie moderne* [Ensaios sobre individualismo, uma perspectiva antropológica sobre a ideologia moderna], Paris, Seuil, 1983.

O TRAUMA NA PANDEMIA DO CORONAVÍRUS

pretende delinear, em suas coordenadas fundamentais e suas linhas de força, o que será o suposto "novo normal" no mundo da pós-pandemia.

De fato, as *desigualdades sociais* engendradas pela ordem neoliberal – com a promoção escandalosa de precariedades de forma sistemática e disseminada –, assim como o *racismo estrutural, a hierarquia* estabelecida entre os *gêneros* e a *violência contra homossexuais* e *transexuais,* não representavam mais o imperativo de vida e de existência para muitos ao redor do globo.

No contexto brasileiro, tais práticas discriminatórias atingem limiares esdrúxulos, como se sabe há muito tempo, e que foram bastante intensificados no governo Bolsonaro, pela assunção do discurso evangélico como pauta teológica e moral ao mesmo tempo. Porém, já antes desse contexto político recente, as discriminações sempre foram bem maiores no Brasil, na medida em que as autoridades governamentais e institucionais brasileiras são muito mais coniventes com as agressões nesses diversos segmentos e contextos sociais do que o que se dá na Europa e nos Estados Unidos, onde a sociedade civil reage com mais veemência em relação a isso, obrigando então as autoridades a agir contra as ofensas de forma mais decisiva.

Porém, se coloco esse tópico em destaque é para enunciar, alto e bom som, que devemos aproveitar essa experiência radical de descontinuidade normativa, promovida pela pandemia, para transformar a crise catastrófica e negativa que nos atingiu em condição concreta de possibilidade para uma mudança positiva do espaço social, colocando em questão todas as iniquidades e disparidades anteriormente naturalizadas que caracterizavam a nossa vida e existência, e que não nos representam mais.

Devemos retomar a concepção de *crise* no sentido oriental do termo, presente nas culturas chinesa e japonesa, que modula esses discursos filosóficos pelo registro da *ética,* e não pelo registro do *conhecimento.* Assim, destaca-se a dimensão positiva da crise, como caldo de cultura para a renovação dos modos de vida e dos estilos de existência, radical-

NOVO NORMAL?

mente opostos à concepção ocidental, que destaca apenas a dimensão negativa e dramática da noção de crise. Destaquemos, então, a ideia em sua dimensão *trágica*, e não *dramática*, retomando a leitura oriental e nos descolando da leitura vigente no Ocidente.

No entanto, em continuidade ao que estávamos desenvolvendo, é preciso tratar do desenvolvimento caricato, durante a pandemia do novo Coronavírus, das desigualdades sociais, da intensificação dos processos de precarização e da promoção inflada do racismo estrutural e das hierarquias de gênero.

11. DESIGUALDADES, PRECARIEDADES, RACISMO ESTRUTURAL E HIERARQUIAS DE GÊNERO

É conhecido que o vírus é democrático no registro ideal, por um lado, mas elitista nos efeitos e desdobramentos concretos, pelo outro. Dito de maneira prosaica, num português escorreito, podemos ser provocantes e dizer que o vírus é democrático no *varejo*, mas certamente elitista no *atacado*. As informações disseminadas cotidianamente pelas diversas mídias, de modo sistemático, insistente e contínuo, evidenciam esse quadro trágico, sem que possa existir qualquer sombra de dúvida sobre o fato.

O que pretendo dizer com isso? Nada mais, nada menos que, mesmo que o vírus incida e penetre efetiva e indiscriminadamente qualquer organismo e indivíduo, de forma aleatória, se as proteções sanitárias não forem respeitadas e exercidas – o isolamento social, a distância física entre os corpos, a impossibilidade de tocar o outro, a circulação em ambientes ventilados, a lavagem de mãos, o evitamento de aglomerações e o uso permanente de máscaras de proteção –, ainda assim, é preciso lembrar que nem todos têm as mesmas possibilidades de acesso às condições sociais de exercício dessas novas normas, uma vez que não

O TRAUMA NA PANDEMIA DO CORONAVÍRUS

são todos que podem dispor facilmente de tais dispositivos sanitários, de acordo com suas diferentes situações concretas de existência social, econômica e habitacional.

Se as classes médias e as elites podem exercer plenamente em casa tais preceitos, dispondo desses itens de higiene, as populações pobres não têm as mesmas possibilidades de usufruto de dispositivos sanitários básicos, como sistemas de água e de esgoto. Além disso, frequentemente vivem confinadas em pequenos espaços de 8 metros quadrados, e até mesmo menores, com a presença de seis a dez pessoas, e habitando em comunidades na periferia das grandes cidades, em que as condições sanitárias não são absolutamente adequadas.

De fato, mais da metade da população brasileira não tem acesso à água tratada e ao sistema de esgoto, defecam em fossas e urinam ao ar livre; estão expostas aos piores contextos sanitários em relação ao Coronavírus. Mesmo no quadro da pré-pandemia, no espaço social do "antigo normal", as condições de saúde e de higiene das classes populares brasileiras já eram, como se sabe de longa data, as piores possíveis, sendo sujeitadas à disseminação das mais diversas enfermidades, principalmente as infecciosas, de forma criminosa e evidentemente antirrepublicana.

Além disso, se as classes médias e as elites podem trabalhar em casa em regime de *home office* e receber parcial ou totalmente o salário, o mesmo não ocorre com os mais pobres, que, como trabalhadores informais e desempregados, são muitas vezes obrigados a irem às ruas, com serviços desclassificados econômica e socialmente, para de alguma forma levar comida para o lar, quando conseguem realizar suas atividades. Nesse processo, tais indivíduos ficam expostos às contaminações iminentes, em especial nos meios coletivos de transporte, que além de estarem sempre superlotados frequentemente não dispõem de um sistema de arejamento adequado.

Não bastando, se as classes médias e as elites são garantidas por seguros-saúde, para se consultar e se hospitalizar caso necessário, tanto

DESIGUALDADES, PRECARIEDADES, RACISMO ESTRUTURAL...

antes quanto no decorrer da pandemia, o mesmo não acontece com as camadas populares, que contam com o sistema público de saúde, o SUS, para serem cuidadas. Porém, como se sabe, tal sistema de saúde pública no Brasil está sucateado há muito tempo, pela falta de investimento do Estado na saúde, assim como na educação, de forma que a assistência médica é evidentemente deficiente.

A resultante desse processo em larga escala é bastante clara: a maioria de infectados e de mortos no Brasil se concentra nas classes sociais precarizadas, e as classes médias e as elites se encontram muito mais protegidas dos ataques virais. As múltiplas pesquisas empíricas confirmam indubitavelmente que a maior parte dos infectados e mortos pela Covid-19 se concentra na periferia das grandes cidades, estando inseridos nas comunidades e nas favelas, e que os bairros nobres estão claramente protegidos dos efeitos desastrosos e mortíferos promovidos pela pandemia.

Gostaria de enfatizar ainda como essa questão não é apenas brasileira ou latino-americana, mas é também observável nos países hegemônicos.

Nos Estados Unidos, por exemplo, as populações pobres sem seguro-saúde ficaram expostas ao pior e sem sequer dispor de recursos financeiros para se consultar, se hospitalizar e comprar remédios, uma vez que a estrutura médica norte-americana é completamente privatizada. O governo Trump enterrou definitivamente o projeto de Obama de Medicare com planos de saúde baratos e custeado pelo Estado. Além disso, os maiores afetados pela pandemia nos Estados Unidos foram os negros e os hispânicos, que constituem principalmente a grande massa popular, enquanto a população branca ficou mais protegida da contaminação e dos óbitos, por dispor, estatisticamente, de melhores condições de habitação, sistemas de água e esgoto, planos de saúde e de equipamentos sanitários frente à catástrofe sanitária.

Não é nenhum segredo de polichinelo que nos países europeus as classes populares também foram mais afetadas do que as classes mé-

O TRAUMA NA PANDEMIA DO CORONAVÍRUS

dias e as elites, no que concerne à contaminação e à morte promovidas pela Covid-19, seguidas pelo mesmo recorte espacial, mais intenso nas periferias das grandes cidades, em comparação com os bairros nobres, e pelas mesmas razões já evidenciadas.

É, também, de conhecimento público e notório que o sistema de saúde pública na Europa foi severamente sucateado pela onda neoliberal nos mais diferentes países, de forma que a rede hospitalar se mostrou insuficiente para confrontar a demanda crescente de cuidados médicos, em razão da violência sanitária e do desastre humanitário. Esse processo se deu a olhos vistos tanto na Itália quanto na França e na Inglaterra. No que concerne a isso, a Alemanha foi a única exceção no continente europeu, oferecendo inclusive sua estrutura hospitalar para acolher pacientes de outros países da Europa nos momentos mais dramáticos de superlotação hospitalar nesses países.

Assim, existe efetivamente uma relação com a precariedade e a *desigualdade* significativa nos efeitos do vírus, de acordo com as classes sociais dos cidadãos implicados, em todo o planeta. No Brasil isso é evidenciado de forma caricatural e exagerada, expondo o corte social ostensivo entre as diversas classes, indicado na recepção da Covid-19 nos diferentes grupos e segmentos no tempo pandêmico e que vai seguramente continuar de forma mais intensa e disseminada na pós-pandemia, como já enunciamos nos capítulos iniciais deste livro.

É preciso considerar ainda outras modalidades de desigualdade que foram, também, desenhadas de forma caricata, no contexto brasileiro e que se apresentam nos registros da raça e do gênero.

Não resta qualquer dúvida, então, como os indivíduos negros e pardos foram mais atingidos pela Covid-19, se mensurarmos tanto os casos clínicos de infectados quanto os mortos, uma vez que esse contingente populacional se encontra principalmente entre as classes sociais pobres e precárias, muito mais expostas à disseminação do vírus do que as populações brancas, representadas pelas classes médias e elites.

DESIGUALDADES, PRECARIEDADES, RACISMO ESTRUTURAL...

De forma correlata, os povos indígenas foram igual e severamente afetados pela dispersão do vírus, apresentando altos índices de contaminação e de mortes. Resultado não apenas do descaso político do atual governo brasileiro em relação à vida e à defesa desses territórios de existência social, que são constitucionalmente assegurados, mas também das pautas políticas contra a economia sustentável, que não respeitam a agenda ambiental seguida em todo o mundo, desde o recente Acordo do Clima de Paris, coordenado pela Organização das Nações Unidas.

As comunidades indígenas foram muitíssimo afetadas pela pandemia, em todos os registros. Tiveram suas terras invadidas por madeireiros e garimpeiros de forma predatória, o que colocou em risco suas riquezas em biodiversidade e seus modos de vida, assim como a própria existência biológica. Algumas populações indígenas, especialmente as isoladas, como se sabe, não dispõem das mesmas defesas imunológicas presentes nas populações urbanas, por não estarem expostas, desde os tempos coloniais, ao contato e às infecções decorrentes.

Além disso, com o decreto promulgado por Bolsonaro em julho de 2020, que decide recusar às comunidades indígenas direito à água potável, dispositivos sanitários higiênicos e subsídios para alimentação, em plena catástrofe da pandemia, a política indigenista brasileira passou a ser considerada como franamente genocida pelas autoridades políticas e ONGs, nacionais e internacionais. Não surpreende, no entanto, a conexão direta desse ato com a desconstrução das pautas ambientais e de todos os órgãos de vigilância do Ministério do Meio Ambiente.

O governo brasileiro se justifica e diz que faltam recursos econômicos para distribuir insumos sanitários e água potável para as populações indígenas, mas apoia diretamente grupos religiosos evangélicos no perdão de sua dívida milionária com o sistema previdenciário. São dois pesos e duas medidas de governabilidade, o que demonstra, sem qualquer máscara, a postura genocida do governo brasileiro em face dessas populações e etnias.

O TRAUMA NA PANDEMIA DO CORONAVÍRUS

Como assinalamos em capítulos anteriores, diversos governos europeus e fundos de investimento internacionais denunciaram a política indigenista do Brasil. Ameaçaram, inclusive, não investir mais no país se o descaso criminoso não for radicalmente transformado. Foram seguidos por consumidores da sociedade civil europeia, que promoveram boicotes no consumo dos produtos do agronegócio brasileiro.

É preciso reafirmar, para que não reste qualquer dúvida, que o governo brasileiro se associa diretamente com práticas predatórias ostensivas realizadas por garimpeiros, fazendeiros e madeireiros, gerando um contexto concreto com as maiores queimadas e os índices de devastação da Amazônia e do Pantanal nos últimos anos. Quadro registrado pelo Programa Nacional de Pesquisas Espaciais (PNDE), em suas investigações realizadas por satélites, sobre as condições do meio ambiente e da biodiversidade no Brasil, assim como confirmado por agências internacionais.

Quando os órgãos de pesquisa e de vigilância do Pantanal registraram os efeitos catastróficos e a extensão criminosa das recentes queimadas, o vice-presidente da República e coordenador do Conselho da Amazônia, Hamilton Mourão, comentou, em 16 de setembro de 2020, e devidamente publicado por grandes jornais, que os tais órgãos de pesquisa seriam antipatriotas. Indicou assim uma inversão total do que seria efetivamente o patriotismo, com uma formulação perversa e criminosa, expondo a cumplicidade do governo com a devastação da fauna e da flora, que são patrimônios do Brasil e do povo brasileiro. Essa riqueza natural não pode ser destruída pela voracidade econômica e o obscurantismo obsoleto de fazendeiros da região Centro-Oeste do país.

No que concerne às condições de gênero no contexto social da pandemia, podemos avaliar que as hierarquias foram intensificadas. No trabalho doméstico, foram as mulheres que seguiram com a maior parte das tarefas familiares em comparação com os homens; elas carregaram o piano, referente à limpeza, à cozinha, à lavagem de roupas e aos cuidados com as crianças.

DESIGUALDADES, PRECARIEDADES, RACISMO ESTRUTURAL...

Além das tarefas, no tempo da pandemia em curso, ocorreu igualmente um crescimento vertiginoso das diferentes modalidades de violência doméstica e do feminicídio, em escala internacional, e o discurso machista foi inflacionado de modo abusivo e escandaloso.[1]

Da mesma forma, a violência contra homossexuais e transexuais se intensificou desmesuradamente com um desrespeito completo e infame para com indivíduos que têm orientação sexual ou de gênero diversa da norma.[2] Para piorar, as instâncias policiais não protegem devidamente essas populações, na medida em que se aliam aos segmentos homo e transfóbicos disseminados na sociedade brasileira, da mesma forma que se aliam aos que são violentos com mulheres, isso em todos os estados federativos, sem existir qualquer exceção.

A violência policial também sofreu aumento nas grandes cidades brasileiras durante o período pandêmico, de forma paradoxal, na medida em que as ruas estavam relativamente vazias pela política sanitária de isolamento social e de recolhimento ostensivo ao espaço doméstico. Esse dado se observa principalmente nas comunidades populares, inscritas na periferia dos centros urbanos, onde as populações pobres e negras seguem sendo atacadas e mortas de forma cruel, destacando-se, assim, nesse contexto racial e social, o genocídio de jovens negros, sobretudo do gênero masculino, mas incidindo também inexoravelmente no feminino.

Nessa conjuntura de violência contra comunidades periféricas, o ministro Edson Fachin, do Supremo Tribunal Federal, decretou a proibição da invasão policial nas favelas da cidade do Rio de Janeiro durante a pandemia, a fim de impedir o exercício de violência gratuita e indigna contra as populações pobres, sob a justificativa canhestra de combate ao narcotráfico. Os resultados das pesquisas publicadas posteriormente

---

1 <nacoesunidas.org/chefe-da-onu-alerta-para-aumento-da-violencia-domestica-em-meio-a-pandemia-do-coronavirus>

2 <www.correiobraziliense.com.br/app/noticia/brasil/2020/06/28/interna-brasil,867471/pandemia-e-mais-dificil-para-comunidade-lgbt-devido-a-intolerancia-em.shtml>

O TRAUMA NA PANDEMIA DO CORONAVÍRUS

surpreenderam com a redução drástica e significativa no número de mortos nas favelas cariocas. Isso evidencia a responsabilidade direta das forças policiais na promoção da violência e da morte nesses espaços, onde a força bruta do Estado se exerce de forma arbitrária, não visando nunca à proteção de vida, mas à sua destruição e ao seu extermínio, como praticado durante invasões ostensivas, com até mesmo saques de casas por parte de policiais inescrupulosos, como revelam pesquisas empíricas realizadas no Brasil há muito tempo sobre o tema.

As desigualdades sociais brasileiras e internacionais foram caricaturalmente intensificadas na pandemia, aumentando as precariedades de forma obscena, assim como o racismo estrutural. Isso sem esquecer que as hierarquias de gênero foram estimuladas a céu aberto, pelos discursos machistas, tanto contra as mulheres quanto pela realização de ataques homofóbicos e transfóbicos, em todo o mundo, como comentado.

Contudo, se até agora observei especificamente as dimensões do vírus e da pandemia, é preciso colocar em cena o registro das singularidades, que foi enunciado anteriormente para delinear o tríptico pandêmico e no qual o plano propriamente clínico será finalmente destacado.

12. SINGULARIDADES

O registro das singularidades remete às *recepções* dos *organismos,* dos *indivíduos* e dos *sujeitos,* nos contextos *biológico* e *psíquico.* Existem diferentes singularidades em questão, que devem ser devidamente destacadas, de maneira que é preciso considerar cada um desses tópicos nas suas especificidades e particularidades empíricas.

As singularidades são afetadas de diversas formas, seja o que se coloque em evidência no registro do organismo, seja no registro da subjetividade e do psiquismo, que se pautam por campos conceituais diferentes, os quais demandam leituras epistemológicas próprias. De qualquer maneira, são nesses dois registros ontológicos que se demonstram, de fato, as especificidades clínicas da pandemia do novo Coronavírus. Portanto, é falando no campo particular da singularidade, desse tríptico conceitual, que se desenvolvem os vários discursos da clínica, nas diferentes inscrições teóricas da biologia, da medicina e da psicanálise.

Tais apontamentos teóricos são autônomos e independentes, apesar de interagirem vivamente no registro concreto do real, não devendo ser considerados nem como *complementares* nem tampouco como *suplementares,* do ponto de vista epistemológico. Portanto, devem ser enunciados em sequência e de forma rigorosa, em respeito à complexidade implicada na leitura do momento pandêmico.

O TRAUMA NA PANDEMIA DO CORONAVÍRUS

Inicialmente, vamos delinear o campo das singularidades e as suas implicações clínicas nos discursos da biologia e da medicina, de forma esquemática. Em seguida, vamos problematizar este tema no registro estritamente psíquico e do sujeito, com suas implicações clínicas e norteados pela leitura do discurso psicanalítico.

13. ENFERMIDADE

Nos primórdios da pandemia acreditou-se, erroneamente, que o novo Coronavírus seria uma enfermidade viral que afetava, preferencial e mesmo seletivamente, o sistema respiratório do organismo humano, sobretudo os pulmões, com a produção da síndrome de insuficiência respiratória aguda. Daí porque a denominação que a enfermidade recebeu em língua inglesa foi Sars-Cov-2, numa alusão literal à síndrome respiratória aguda.

No entanto, com o crescente e acentuado conhecimento científico e clínico adquirido sobre a doença nos últimos seis meses, em consequência da gravidade clínica e da extensão social e econômica inesperada assumida, assim como por sua alta letalidade, pelos discursos da biologia e da medicina, sabe-se hoje que a *história natural* da enfermidade é bem mais complexa do que se supunha na sua versão e narrativa inicial.

Começou-se a falar que o vírus agiria no organismo humano inicialmente sobre os sistemas vascular e hematológico, afetando os mecanismos de coagulação do sangue pela produção de microtrombos, que poderiam incidir em diferentes órgãos e sistemas da economia orgânica, como os rins, o fígado, o intestino, o cérebro e os pulmões, causando trombose.

A doença evolui ainda por diferentes fases, nas quais se apresentam diversos efeitos sintomáticos, dos mais brandos até os mais intensos e se-

O TRAUMA NA PANDEMIA DO CORONAVÍRUS

veros, sendo estes últimos incisivamente destruidores para o organismo. Os doentes que atingem as fases de maior gravidade podem ter sequelas corporais e clínicas bastante penosas, como insuficiência renal crônica, insuficiência pulmonar crônica (fibrose cística), insuficiência cardíaca com inflamação grave, lesões hepáticas severas, acidentes vasculares cerebrais e muitas outras.

E, se no início a enfermidade age diretamente sobre o organismo, provocando efeitos destruidores e desdobramentos fisiológicos e fisiopatológicos na economia do corpo, em poucos dias o vírus desaparece, se retira do organismo. Mas esse, em contrapartida, fica exposto ao que se denominou na medicina "tempestade inflamatória", que incide sobre diferentes órgãos, tecidos e sistemas funcionais, e é o que de mais devastador ocorre devido à doença; é efetivamente a responsável pelos efeitos mais severos e letais.

Na maioria dos casos clínicos, a Covid-19 provoca sintomas comuns de resfriado, e até mesmo nenhum efeito, estabelecendo-se assim em silêncio assintomático. Contudo, quando a pessoa apresenta sinais, a febre é regular, com graus de temperatura variado, acompanhada de dores corporais intensas e enxaquecas, cansaço excessivo, falta de ar acentuada (dispneia), assim como perda de olfato e de paladar, que são seguidos de sintomas neurológicos de ordem visual.

As investigações epidemiológicas indicam seguramente que os indivíduos com mais de 60 anos são populações de risco, seja por conta de sua idade avançada, o que diminui suas defesas imunológicas, seja pela existência conexa de diversas comorbidades, a saber, a obesidade, o diabetes, o câncer, a hipertensão arterial, a insuficiência respiratória e a insuficiência cardíaca, nas suas várias modalidades fisiopatológicas.

Isso não implica dizer que crianças e jovens não podem adoecer, e até mesmo falecer, em decorrência da infecção da Covid-19, conforme foi verificado clinicamente e recenseado por epidemiologistas em diferentes países, inclusive no Brasil.

ENFERMIDADE

Recentemente, no campo internacional a medicina clínica começou a descrever uma modalidade nova da Covid-19, em crianças, que se diferencia radicalmente do quadro clínico apresentado pelos adultos. Essa nova ocorrência se manifesta por sintomas gastrointestinais, com febre, vômito, diarreia e dores abdominais. Portanto, se raramente as crianças adoecem, segundo os pediatras, representando apenas 2% dos casos, quando acontece, a enfermidade se manifesta de forma grave, acometidas pela Síndrome Inflamatória Multissistêmica (MIS, em inglês), que se evidencia pelos sintomas assinalados. É uma doença severa e que pode ser mortal, e incide sobre vários órgãos, o coração, os rins, o fígado, o intestino, o cérebro, o baço e a pele. O coração é mais gravemente afetado, em razão dos frequentes choques cardiovasculares. Além disso, lembremos ainda dos microtrombos que surgem regularmente entre adultos.

O mais preocupante na modalidade infantil da enfermidade Covid-19 é que a pessoa adoecida pode chegar ao hospital sem sintomas prévios, testar negativo para o exame molecular (RT-PCR), mas testar positivo para o exame sorológico (IgM/IgG), indicando assim que o jovem paciente teve contato com o vírus. Essa variante segue sendo estudada em todo o mundo hoje e em grandes centros de pesquisa clínica no Brasil, englobando cerca de treze instituições renomadas, como a Universidade Federal do Rio de Janeiro (UFRJ), a Universidade Estadual do Rio de Janeiro (Uerj), a Pontifícia Universidade Católica do Rio Grande do Sul (PUCRS), os hospitais da Rede D'Or e o Hospital Sírio-Libanês, entre outros.[1]

Entre os jovens há também ocorrências da Covid-19, mesmo que esses possam portar mais defesas imunológicas do que os idosos. Na segunda onda da pandemia na Europa, que se deu posteriormente ao fim do

---

1 O Globo, "Pediatras alertam para sintomas da Covid infantil", *Caderno Sociedade*, p. 8. Rio de Janeiro XCV, número 31.815, 14 set. 2020.

107

O TRAUMA NA PANDEMIA DO CORONAVÍRUS

isolamento social, os jovens constituem o contingente mais significativo afetado, pois foi o segmento social que retornou sofregamente às ruas e avolumou as aglomerações. Entretanto, mesmo com as internações hospitalares aumentando para esse grupo etário, os casos clínicos não eram graves como em adultos. Enfim, será essa população jovem que ainda vai infectar os mais idosos no futuro próximo, pela convivência estabelecida entre as diferentes gerações.

No Brasil, a pandemia foi certamente "rejuvenescida" e atingiu muitas crianças, adolescentes e adultos com menos de 40 anos, fato evidenciado pelas maiores taxas de incidência da enfermidade entre jovens, o que não ocorreu na Europa, onde existe comparativamente uma população idosa mais abundante.

Para explicar tais diferenças epidemiológicas significativas do ponto de vista da história natural da enfermidade, virologistas, biólogos e clínicos enfatizaram as diferenças *genéticas* existentes entre os organismos atingidos e os não atingidos, fosse positiva, fosse negativamente, no registro estritamente imunológico, assim como a presença, nos organismos humanos mais resistentes, da *imunidade cruzada*.

Inicialmente, foi formulada a hipótese biológica de que os organismos que foram expostos e contaminados previamente por outras modalidades de Coronavírus, tendo ou não adoecido, poderiam adquirir a imunidade cruzada para a Covid-19.

Houve ainda a hipótese conexa da existência de outra modalidade de imunidade cruzada, proposta pelo importante virologista Robert Gallo, um dos descobridores do vírus HIV. Segundo ele, a Covid-19 mostraria mais resistência nos indivíduos vacinados para a paralisia infantil (Sabin) e para a tuberculose (BCG), pelas defesas imunológicas que constituiriam tais processos, entreabrindo, assim, um caminho de pesquisas para uma possível vacina contra o novo Coronavírus. Na atualidade, diversos centros de pesquisa clínica, em todo o mundo, estão realizando investigações sobre a BCG, em consequência dessa

ENFERMIDADE

interessante hipótese teórica enunciada, avaliando a sua potencialidade imunológica e preventiva para o vírus da Covid-19.

Essa explicação possível, a título hipotético, baseou-se na leitura acurada de métodos de vacinação em massa, comparando o que ocorreu em países da África, e mesmo no Brasil, com o que houve nos Estados Unidos e em certos países da Europa. Se naqueles países foram realizadas intensas campanhas de vacinação, com resultados tangíveis na leitura epidemiológica, o mesmo não aconteceu na Itália e nos Estados Unidos, no que concerne à tuberculose e à BCG especificamente, como política de saúde pública obrigatória e empreendida pelo Estado.

Do ponto de vista imunológico, formula-se ainda a existência de duas espécies de defesa, oriundas de proteínas das células e dos anticorpos, a *imunidade celular* e a *imunidade sorológica*. Os linfócitos T, por exemplo, se inscrevem possivelmente na linha de frente da imunidade celular. Além disso, é pressuposto biologicamente, pelo discurso da virologia, que a imunidade celular de ordem genética seria muito mais importante e fundamental do que a imunidade sorológica. Porém, não obstante a coerência teórica e a plausibilidade científica, tudo isso ainda está na ordem hipotética, e a pesquisa científica precisa avançar mais e se aprofundar, para que seja possível conhecer melhor as especificidades imunológicas do novo Coronavírus.

Outra formulação é a de que os indivíduos portadores de sangue tipo A, no seu genoma, seriam imunologicamente mais resistentes do que o portadores do sangue tipo B, que adoeceriam com mais facilidade e teriam menos recursos defensivos. Nessa hipótese de pesquisa, os genomas modulados geneticamente pelo sangue tipo O ficariam numa posição intermediária entre os dois grupos genéticos anteriores, no que se refere à possibilidade de portarem defesas imunológicas mais eficientes para se confrontar com o vírus da Covid-19.

Existe também a referência plausível, do ponto de vista imunológico e clínico, que é inquietante tanto para a medicina quanto para as pes-

O TRAUMA NA PANDEMIA DO CORONAVÍRUS

soas adoecidas, de que a imunidade adquirida à Covid-19 seria apenas temporária e provisória, com duração de cerca de 4 meses. Com efeito, não existiria assim qualquer passaporte imunológico definitivo, como se esperou inicialmente, ao contrário do que ocorre com outras infecções contagiosas, principalmente de ordem bacteriana, mas também de ordem viral. É preciso destacar que mesmo em relação a vírus que sofrem mutações genéticas, como o H1N1, as defesas permanecem por mais tempo do que com a Covid-19, com duração de cerca de 1 ano.

O vírus em questão mostra particularidades imunológicas inesperadas e desconcertantes com as defesas de anticorpos que duram cerca de 4 meses, mesmo considerando que ainda não haja verificação plausível de mutações genéticas, dada sua rígida configuração bioquímica. Também não se sabe cientificamente se a imunidade celular poderia promover a defesa de organismos, mesmo se os anticorpos diminuírem com o tempo.

A literatura médica recente narrou a existência de um caso clínico de reinfecção e adoecimento de um paciente, apenas um mês e meio depois de seu primeiro adoecimento pelo Covid-19, colocando assim em questão o tempo de quatro meses de imunização como se supunha anteriormente, aumentado as nossas perplexidades e angústias quanto à duração efetiva do processo de imunização no caso desse novo Coronavírus.

O discurso da imunologia foi, certamente, subvertido e pego de surpresa pela Covid-19, o que também trouxe consequências inquietantes para todos nós, uma vez que a insegurança psíquica dos sujeitos e das comunidades sociais é intensificada por esse contexto imunológico indefinido, e que aguarda uma possível segurança psíquica e social a ser adquirida com a produção das futuras vacinas. Quanto a isso, depositaram-se muitas expectativas e esperanças, nos imaginários social e científico, para que todos os países do mundo, sem qualquer exceção, pudessem sair dos impasses sanitários que estamos atravessando tragicamente na atualidade.

Existem atualmente mais de 200 vacinas sendo investigadas no mundo todo, segundo a informação divulgada pela Organização Mun-

ENFERMIDADE

dial de Saúde, dentre as quais quatro se destacam pela possibilidade de concluírem a terceira fase de testagem, realizada em seres humanos, de forma randomizada. As vacinas investigadas pela Universidade de Oxford (AstraZeneca; em colaboração, para a fase 3 de teste, com a Fiocruz, a Unifesp e a Instituto D'Or, no Brasil), pela China (Sinovac; em colaboração com o Instituto Adolfo Lutz, no Brasil), pelos Estados Unidos (Moderna Therapeutics) e pela Alemanha (BioNTech em colaboração com a Pfizer, dos Estados Unidos) correm contra o tempo, sendo as mais viáveis no momento em que escrevo este ensaio. Há também a vacina de origem russa, que foi encaminhada para a comunidade científica internacional em agosto de 2020, pelo Instituto Gamaleya de pesquisa e que será testada, em sua terceira fase, no estado do Paraná. E, recentemente, o presidente Putin anunciou a existência de uma segunda vacina russa também em processo de investigação.

Lembremo-nos do percalço enfrentado pela vacina de Oxford, que, em sua fase 3, foi suspensa temporariamente, por cerca de uma semana, no início de setembro de 2020, em consequência de um efeito colateral grave num dos pacientes testados, a mielite cruzada, que é uma inflamação na medula espinhal. Entretanto, foi constatado logo em seguida que não se tratava de um efeito colateral da vacina, mas de uma enfermidade anterior da paciente testada, de forma que a pesquisa em fase clínica final foi retomada, mesmo no Brasil, com a autorização da Anvisa. Posteriormente, ainda nos testes dessa vacina de Oxford, um paciente veio a falecer de forma inesperada, mas ele não fazia parte do grupo em que foi aplicada a vacina para o Covid-19, e sim do grupo de controle da investigação.

O que existe de mais aterrorizante no que se refere ao mercado das vacinas é que se constituiu uma competição desenfreada entre laboratórios de investigação e países hegemônicos, na qual forças econômica e política se impõem de maneira imperativa. A sombra da confiabilidade científica da vacina aparece, então, como problema insofismável dessa

O TRAUMA NA PANDEMIA DO CORONAVÍRUS

disputa, de forma que a questão ética do falseamento dos resultados se coloca no horizonte do possível.

A revelação de um possível efeito colateral sério da vacina de Oxford, por exemplo, não foi realizada pelo próprio laboratório de pesquisa, e apenas ocorreu por um vazamento de informação confidencial, para que a vacina como produto científico/comercial não fosse publicamente afetado. O presidente Trump, por sua vez, já anunciou que pretende vacinar a população norte-americana antes das eleições de novembro próximo, para retificar a imagem negativa de como encaminhou da pior maneira possível o combate à pandemia. No contexto do mercado, a idoneidade das vacinas está certamente posta em questão, seja por razões comerciais, seja por razões políticas, de forma que devemos ficar bem atentos aos desdobramentos desse processo.

No caso específico do Brasil, não apenas a pandemia foi francamente politizada pelas posições ostensivas assumidas pelo governo em subestimar sua gravidade sanitária e social, comparando-a a uma simples "gripezinha", como também pela futura disputa eleitoral de 2022, entre o presidente Bolsonaro e o governador João Dória, de São Paulo. Conflito que se deu ao longo da crise pandêmica pela disputa entre posições científicas e anticientíficas e que assume agora o confronto aberto de quem vai oferecer a primeira vacina ao Brasil, se o governo federal (vacina de Oxford) ou o governo de São Paulo (vacina Sinovac, Instituto Butantan).

Ocorreram também múltiplas mudanças significativas nos protocolos de cuidados clínicos, desde o início da pandemia em março de 2020 até agora, em decorrência de um maior e melhor conhecimento sobre a história natural da enfermidade, assim como sobre os dispositivos técnicos da intervenção clínica e os momentos de ação médica propriamente dita.

Se, inicialmente, propunha-se às pessoas infectadas que não fossem internadas em hospitais e que os cuidados em domicílio acontecessem até quando a enfermidade evidenciasse sintomas graves e severos, o que

ENFERMIDADE

se propõe agora é a intervenção imediata, ainda quando os sintomas da Covid-19 se apresentam de forma mais branda. Chegou-se à conclusão de que o tratamento clínico tardio aumentou muito o número de mortos e a propagação da doença, os quais diminuíram significativamente com a intervenção clínica precoce.

Outra revisão foi a relacionada ao uso de respiradores, que se impunham de maneira imperativa, para impedir a morte dos pacientes acometidos com a síndrome respiratória aguda. Verificou-se posteriormente as sequelas graves produzidas pelo aparelho resultantes da intubação, numa avaliação conjunta da comunidade médica internacional sobre esse procedimento. É preciso considerar de forma devida, no que concerne a esse tópico especificamente, como o uso do respirador e da intubação exige uma competência técnica, que certamente nem todos os médicos possuem, mas apenas os intensivistas.

Em conexão com isso, é preciso falar dos efeitos clínicos perniciosos de abstinência produzidos pela extubação dos respiradores, o que conduzia inexoravelmente ao prolongamento da intubação dos pacientes acompanhado das sequelas clínicas inevitáveis. Em substituição aos respiradores com intubação pulmonar, a oxigenação regular pelas narinas dos pacientes, com balões de oxigênio, passou a ser empreendida com mais frequência, reservando os primeiros para situações de alta gravidade e em que a morte por insuficiência respiratória já se anunciava.

A prática clínica também reativou um antigo procedimento médico a fim de melhorar a respiração dos pacientes portadores da Covid-19, a pronação. Neste procedimento os pacientes são deitados de bruços, isto é, de barriga para baixo, para facilitar a expansão dos pulmões e favorecer a respiração. Com essa prática, o uso precoce dos respiradores, com os inconvenientes destacados, pôde ser dispensado com mais segurança clínica e eficácia nos seus efeitos terapêuticos.

O cardápio de medicamentos utilizados na terapêutica da Covid-19 é variado, uma vez que não existem ainda protocolos clínicos bem estabeleci-

O TRAUMA NA PANDEMIA DO CORONAVÍRUS

dos para a totalidade dos casos e momentos da intervenção médica. Foram desenvolvidos certos coquetéis medicamentosos bem mais seguros do que os existentes no início da pandemia, construídos pelo ensaio e o erro da experiência clínica internacional, o que conduziu ao aumento das taxas de cura e à diminuição significativa do número de óbitos. Antes de mais nada, o uso de anticoagulantes, para impedir a formação dos microtombos. Além disso, alguns medicamentos antiviróticos se mostraram eficazes no tratamento, como o Remdesivir, assim como a Cortisona – que lida com os processos inflamatórios, especialmente com a citada tempestade inflamatória –, como o Dexametasona, sem falar do uso de antibióticos.

O Instituto do Cérebro, no Rio de Janeiro, realizou uma pesquisa clínica exitosa com a utilização de plasma de ex-pacientes que contraíram a Covid-19, sob a coordenação de Paulo Niemeyer Filho. Esse processo terapêutico, como se sabe, foi fartamente utilizado no tempo da pandemia da gripe espanhola em 1918, e foi reativado no atual contexto pandêmico, pela inexistência de outros procedimentos seguros e cientificamente consistentes para empreender a cura da Covid-19.

Nessa longa marcha de erros e acertos inevitáveis, uma vez que os discursos da medicina e da biologia não conhecem todas as trilhas, as dobras, os interstícios e os meandros da enfermidade em questão, nos seus mecanismos biológicos íntimos, certos medicamentos foram descartados do ponto de vista científico, por se mostrarem francamente ineficazes. Esse foi o caso da cloroquina e da hidroxicloroquina, que ainda são legitimados de forma irresponsável pelo Ministério da Saúde no Brasil, por imposição do presidente Bolsonaro, em postura completamente irracional e anticientífica. Esses medicamentos também foram legitimados pelo presidente Trump, mas logo depois descartados, diante das evidências científicas óbvias de sua inoperância.

Não podemos deixar de destacar como a cloroquina e a hidroxicloroquina podem produzir arritmias cardíacas graves, com risco de morte dos pacientes que se valem desse medicamento, agora completamente

ENFERMIDADE

proscrito pelo discurso científico internacional. O próprio presidente Bolsonaro, quando adoeceu de Covid-19, disse ter usado a cloroquina como medicamento e passou a realizar dois eletrocardiogramas por dia, para avaliar seus possíveis efeitos colaterais no coração. É evidente que para os demais mortais, para os quais o presidente Bolsonaro indica a torto e a direito, de modo irresponsável, o uso da cloroquina, é impossível realizar as mesmas avaliações cardiológicas, pelo alto custo que isso representaria para o tratamento. Para completar o quadro, durante a sua doença, Bolsonaro resolveu fazer propaganda da cloroquina não só para as pessoas, mas para as emas do Palácio do Planalto. Nada poderia ser mais inusitado e mais patético, para não dizer francamente ridículo, do que isso.

Ao lado dos efeitos sobre o organismo, que é um dos campos em que acontece especificamente a experiência clínica na sua singularidade, é preciso considerar as particularidades sobre os sujeitos, no registro psíquico. Por esse viés poderemos realizar a leitura psicanalítica da pandemia propriamente dita, como já anunciamos. No entanto, é preciso delinear a especificidade da conjuntura brasileira, a sua modalidade particular de governabilidade na catástrofe sanitária em curso, como condição preliminar e fundamental de leitura para a realização das pontuações e das inflexões necessárias sobre as particularidades psíquicas.

14. EXCEÇÃO BRASILEIRA

Para nos aproximarmos da leitura das singularidades no registro estritamente psíquico na pandemia do novo Coronavírus, é preciso falar das particularidades da ação do Estado brasileiro durante a pandemia e suas políticas públicas de saúde, enunciadas pelo discurso do presidente da República, Jair Bolsonaro. Como poucos dirigentes políticos, como o da Nicarágua, do México, da Bielorrússia, do Turcomenistão e dos Estados Unidos, o governo brasileiro teve uma postura francamente *negacionista* em relação à pandemia, comparando-a a uma "gripezinha", como, aliás, foi dito por Donald Trump durante algum tempo.

Contrariando os protocolos da Organização Mundial da Saúde e do discurso da ciência, que definiram o imperativo do *isolamento* e do *confinamento*, e até mesmo no limite do *lockdown*, o governo brasileiro sustentou o emprego do método de isolamento social "vertical" das populações de risco, de modo a liberar todos os demais ao retorno das atividades produtivas e restabelecendo, então, as práticas econômicas plenas.

Foi delineado assim no Brasil, como em alguns países, o confronto entre os imperativos da vida e da economia, que tem como condição concreta de possibilidade a oposição entre o discurso da ciência e o

O TRAUMA NA PANDEMIA DO CORONAVÍRUS

negacionismo de fundamento teológico, baseado num economicismo primário e obsoleto. Com efeito, sabe-se já, de longa data, que, em condições epidêmicas e pandêmicas similares, a recuperação posterior da economia se realiza de forma bem mais eficaz e competente quando as práticas de controle sanitário rigoroso se realizam pela prioridade conferida ao imperativo da vida, como já destacamos.

Estabeleceu-se um embate aberto, e até mesmo violento, entre o presidente da República e governadores e prefeitos de diferentes estados que compõem a Federação brasileira, que sustentaram o "isolamento horizontal", defendido pelo discurso científico e pela Organização Mundial de Saúde. Essa disputa foi mediada diretamente pelo Supremo Tribunal Federal, que arbitrou finalmente em prol dos governadores e prefeitos na regulação administrativa e sanitária da pandemia, com a derrota jurídica da Presidência da República sobre o assunto.

Não obstante a derrota jurídica acachapante na corte judicial suprema no Brasil, o presidente Jair Bolsonaro continuou a transgredir as proibições sanitárias de modo recorrente e provocativo, indo às ruas sem máscara de proteção, abraçando, beijando e cumprimentando pessoas; e até mesmo indo a padarias e manuseando dinheiro sem a devida higienização da mão que logo depois seguraria seu lanche. Sem esquecer, é claro, nesse contexto escatológico e mortífero, da quantidade de vezes que Jair Bolsonaro colocava o dedo no nariz, na boca, no rosto e, em seguida, cumprimentava as pessoas, com as mãos contaminadas.

Esse festival de horrores do presidente do Brasil foi mostrado ao vivo de maneira repetida e até mesmo cotidiana, pelas diversas redes nacionais de televisão em seus noticiários diários, independentemente de suas escolhas ideológicas, de apoio ou de oposição à política do governo.

A imprensa estrangeira repercutiu e reproduziu ao infinito esse festim escatológico, contribuindo vivamente pela mediação desses atos absurdos do presidente para transformar o Brasil em pária internacional. Essa posição que o país até já havia alcançado, devido às pautas antiecológi-

EXCEÇÃO BRASILEIRA

cas ultrapassadas, à sua política ambiental, indigenista e de costumes, à destruição das práticas artísticas e científicas nacionais, assim como pelo seu apoio retrógrado a temáticas violentas e populistas de crítica ao multilateralismo internacional, em aliança servil com o governo dos Estados Unidos.

O auge desse processo absurdo foi atingido, talvez, pelo eco conferido ao presidente dos Estados Unidos, de que o novo Coronavírus seria um vírus "produzido" na China,[1] formulação reproduzida e batizada de "Comunavírus" pela voz oficial de Ernesto Araújo, ministro das Relações Exteriores.[2] A Covid-19 seria, então, um vírus de origem comunista, forjado em laboratórios chineses de biotecnologia, com a finalidade de destruir os países mais importantes do mundo e elevar a China à hegemonia política e econômica internacional, nessa delirante teoria da conspiração, sem pé nem cabeça.

Todos esses atos insistentes do presidente e da administração brasileira se enunciavam sempre em defesa da liberdade individual e da privacidade, contrapondo-se à ação excessiva e autoritária do Estado. Em nome desses pressupostos, supostamente liberais, o presidente da República defendeu na reunião ministerial de 22 de abril de 2020 – e sem qualquer contestação dos ministros presentes, que concordavam com o chefe de forma servil –, exibida por todas as redes de televisão após a autorização dada pelo Supremo Tribunal Federal, que o povo deveria poder se armar para, então, ser capaz de se rebelar contra as decisões sanitárias do próprio Estado ou das demais imposições que considerasse autoritárias. Segundo o presidente, a ditadura e o autoritarismo poderiam ser combatidos ferozmente pelos cidadãos armados contra os desmandos do Estado democrático de direito. Enfim, no

---

1 <www.edition.cnn.com/2020/04/30/politics/trump-intelligence-community-china-coronavirus-origins/index.html>
2 <www.oglobo.globo.com/mundo/covid-19-ernesto-araujo-denuncia-comunavirus-ataca-oms-24387155>

119

O TRAUMA NA PANDEMIA DO CORONAVÍRUS

absurdo político formulado por Bolsonaro, aos berros e sem nenhuma compostura de chefe de Estado, apenas um povo que porte armas poderia ser efetivamente livre.

O presidente propunha a derrocada definitiva do monopólio da força pelo Estado, pela construção correlata de milícias armadas, em apoio ostensivo às suas pautas governamentais autoritárias. Repetiu assim, literalmente e sem qualquer originalidade política, os imperativos de Mussolini na constituição do fascismo italiano através da disseminação das milícias armadas.

Não se pode esquecer ainda que em 2008, quando era deputado federal, Bolsonaro defendeu a legalização das milícias no Brasil, a começar pelo Rio de Janeiro, que era sua principal base eleitoral e onde essas se disseminaram e constituem progressivamente um poder paralelo. Esse é, também, como se sabe, um importante alicerce político e eleitoral do presidente e de seus familiares, que igualmente participam da política brasileira.

No entanto, da proposição de legalizar as milícias à de constituir milícias armadas como garantia da liberdade do cidadão contra o poder do Estado, existe certamente um salto político mortal e gigantesco. A assunção efetiva dessa última instigação implicaria a constituição do fascismo no Brasil, com a instauração de um regime ditatorial, como realizou Mussolini na Itália no século XX.

Nessa perspectiva, não é acaso que o Ministério da Justiça tenha organizado, em junho e julho de 2020, uma lista de funcionários públicos com nomes de professores e policiais em todo o Brasil, tal qual faziam os antigos Serviço Nacional de Informações (SNI) e Departamento de Ordem Política e Social (Dops), nos anos de chumbo da ditadura militar, denominando indivíduos como militantes antifascistas, que seriam uma ameaça direta à segurança nacional. Ser fascista no Brasil de Bolsonaro se transformou, de forma surpreendente, não apenas numa

EXCEÇÃO BRASILEIRA

virtude cívica, como também numa condição patriótica, mesmo que a condição "fascista" seja literalmente interdita na Constituição Federal. Todos esses atos e discursos do presidente representam ataques efetivos à Constituição e ao estatuto do Estado democrático de direito. Evidenciam *crimes de responsabilidade* em relação à saúde pública e às instituições democráticas e deveriam ser motivos já suficientes para a realização do processo de impeachment de Bolsonaro.

O presidente participou ativamente de diversas manifestações públicas em Brasília, aos domingos, em frente ao Palácio do Planalto e, inclusive, em frente ao quartel central do Exército brasileiro (denominado vulgarmente como Forte Apache). Intentava com isso demonstrar a todos como os militares eram seus aliados em atos de rebeldia institucional, quando as aglomerações públicas foram proibidas pela política sanitária do Ministério da Saúde. Nessas manifestações, invariavelmente a massa de manifestantes e o presidente estavam sem máscara. Eles se cumprimentavam e alguns trocavam abraços com Bolsonaro, sem demonstrar qualquer cerimônia ou até mesmo constrangimento, como se não existisse qualquer pandemia devastadora circulando pelo Brasil.

Numa dessas manifestações, o presidente aterrissou de avião na Praça dos Três Poderes, como se fosse o conquistador militar da República, na companhia do ministro da Defesa, e, de forma absurda e indevidamente inconstitucional, pelo comandante-geral das Forças Armadas.

Em outra ocasião, Jair Bolsonaro chegou à manifestação dominical e passeou a cavalo diante da sua tropa de milicianos fanáticos, como se fosse um general triunfante dirigindo o seu exército e as suas falanges, na ritualização fascista que foi coreografada de forma macabra no centro do poder político brasileiro.

Não nos importa tanto se houve ostensivas e até mesmo escandalosas marcas antidemocráticas exibidas por essas manifestações públicas – pedindo o fechamento do Congresso Nacional e do Supremo Tribunal Federal, assim como a defesa do Ato Institucional número 5 (AI-5) e do

O TRAUMA NA PANDEMIA DO CORONAVÍRUS

retorno da ditadura militar –, o que implicaria também a concretização de crimes de responsabilidade pelo presidente. O importante salientar aqui é a transgressão aberta e direta às proibições em defesa da Saúde Pública, impostas pelo Ministério da Saúde, norteadas pela OMS e balizadas pelo discurso da ciência.

Entretanto, como signo eloquente da "surrealidade" brasileira, assim como do servilismo e oportunismo dos tempos atuais do nosso país, o então presidente do Supremo Tribunal Federal, o senhor Dias Toffoli, na sessão de despedida do dito cargo de liderança, em setembro de 2020, noticiada com detalhes pela mídia, afirmou alto e bom som na Suprema Corte Constitucional que nunca havia presenciado qualquer ataque à ordem democrática realizada pelo presidente Jair Bolsonaro. O presidente, sem avisar ou ser convidado, assistia à cerimônia togada na plateia e aplaudiu o vergonhoso e servil ministro diante de seus colegas do tribunal constitucional.

Nesse contexto, a preocupação política primordial do presidente Bolsonaro era com a manutenção das atividades econômicas, que foram afetadas radicalmente pela política sanitária do "isolamento físico e social horizontal". Desprezou qualquer preocupação com o imperativo da vida e do reconhecimento aos pressupostos do discurso da ciência.

O governo Bolsonaro, tal qual o governo Trump, temia perder o seu poder político e até mesmo abalar uma possibilidade de reeleição, devido à catástrofe econômica promovida pelo novo Coronavírus. O presidente norte-americano agiu, dentre outras formas, enunciando o delírio do "Comunavírus" para justificar a sua incompetência em administrar devidamente a crise, ao não preparar o país e suas instituições para a catástrofe que despontava no futuro próximo. Donald Trump não queria afetar a política econômica de pleno emprego e comprometer sua possível reeleição em novembro de 2020.

No entanto, como é de conhecimento público hoje, através da revelação jornalística realizada por Bob Woodward com a publicação de

EXCEÇÃO BRASILEIRA

suas entrevistas com o presidente Trump, ele sabia perfeitamente da gravidade sanitária e mortal da pandemia, mas mesmo assim preferiu manter o discurso oposto, de minimizar ostensivamente a catástrofe, com o intuito de não provocar pânico na população norte-americana. Vale dizer, a fim de não promover o pânico generalizado, o presidente Trump conduziu seus compatriotas como animais obedientes à morte. No momento, o país atinge o patamar escandaloso de 190 mil mortos e alguns milhões de doentes.

Enquanto nos Estados Unidos e na Europa os governantes conduziram o Estado a apoiar negócios e trabalhadores atingidos pela catastrófica tempestade pandêmica – financiando micros, pequenas, médias e grandes empresas –, a resposta brasileira diante da crise econômica certamente ocorreu, mas foi também bastante tímida, ficando bem aquém do desejado. Como consequência houve o fechamento de muitos empreendimentos, assim como o desemprego em larga escala, em razão dessa contenção de crédito realizada pelo Estado.

Além disso, a distribuição conexa do auxílio financeiro para as classes populares e para os trabalhadores informais foi não apenas caótica e parcial como também marcada pela fraude e pela corrupção generalizada. A retirada do benefício foi feita por diferentes segmentos sociais, que não tinham direito a ele, como militares, funcionários públicos, aposentados e até mesmo estudantes universitários oriundos de famílias da classe média e das elites. Nesse contexto, até a data de publicação deste livro, o auxílio de R$ 600 ainda não foi pago a todos, cerca de 50 milhões de pessoas, e milhares sequer receberam a primeira parcela do benefício, por questões de organização administrativa.

O ministro da Economia tentou se justificar do caos da burocracia na distribuição dos auxílios emergenciais e das extensas filas que se formaram em agências da Caixa Econômica Federal de todo o país, gerando aglomeração, dizendo que o Estado desconhecia o tamanho da população de trabalhadores informais e por isso preparou uma listagem

O TRAUMA NA PANDEMIA DO CORONAVÍRUS

incompleta de nomes que teriam direito ao benefício. Demonstrou que o Ministério da Economia não acompanha as publicações regulares realizadas pelo Instituto Brasileiro de Geografia e Estatística (IBGE), que fornece mensalmente esses dados recenseados para o acompanhamento por parte de economistas, políticos e gestores públicos.

Contudo, apesar da bagunça em sua distribuição, esse auxílio emergencial de R$ 600, destinado às populações mais desprovidas do país, teve o efeito de aumentar a credibilidade do governo Bolsonaro. Alavancou principalmente a sua popularidade nas regiões mais pobres do Norte e do Nordeste, à custa das camadas médias e das elites do Sul e do Sudeste, que começaram a suspender o apoio político ao governo desde o início da pandemia, consequência de seu desrespeito às normas sanitárias. Esses dados, quantitativos e por região, foram revelados por pesquisas realizadas pelo Ibope em parceria com o jornal *O Globo*, publicadas em agosto de 2020, e expuseram alguns efeitos inesperados da pandemia no cenário político brasileiro, do ponto de vista da opinião pública.

Não obstante alguma popularidade, em julho de 2020 foi revelado pelo Tribunal de Contas da União (TCU) que apenas 29% do orçamento do Ministério da Saúde, previsto para atender às necessidades sanitárias urgentes, impostas pela pandemia aos diversos estados e municípios do país, foram efetivamente distribuídos. Setenta e um por cento ficaram retidos. Evidencia-se não apenas o descaso de Bolsonaro com as contaminações e as mortes promovidas pela Covid-19, mas a explícita perspectiva genocida assumida pelo governo brasileiro, uma vez que usualmente os sacrificados são oriundos das classes populares, de cor negra e do gênero masculino.

O Tribunal de Contas da União considerou ainda que foram critérios de ordem política que determinaram a distribuição parcial dos recursos públicos para a saúde, de modo que estados e municípios liderados por políticos próximos ao presidente foram indevidamente agraciados, e

EXCEÇÃO BRASILEIRA

seus inimigos, maltratados. O TCU criticou o Ministério da Saúde por esse procedimento ilegal, e demandou explicações sobre tais condutas inaceitáveis de gestão pública, principalmente em tempos de pandemia.

Portanto, a leitura desses números escandalosos das verbas para a área de saúde demonstra que a política genocida assumida pelo governo Bolsonaro não é uma questão de ordem apenas retórica, mas efetivamente real. É preciso enfatizar que se não existirem verbas para prover a estrutura clínica, os indivíduos morrem pela ausência de cuidados médicos. Enfim, equação simples, tal como somar que dois mais dois é igual a quatro, sem que se possa fazer qualquer tergiversação sobre o assunto.

A resultante maior dessa política sanitária e econômica equivocada e catastrófica é que o Brasil está hoje entre os três primeiros países em número de casos e mortes do novo Coronavírus, no cenário internacional. Enquanto escrevo este livro, o Brasil conta infelizmente com 135 mil mortos e mais de 4,4 milhões de infectados, sendo o segundo colocado nesses dois indicadores mortíferos e negativos, atrás apenas dos Estados Unidos e seguido pela Índia, de acordo com os números divulgados pela Universidade John Hopkins e pelo consórcio organizado pela mídia brasileira (*O Globo*, *Extra*, G1, *Folha de S.Paulo*, UOL, *O Estado de S. Paulo*).

Essa parceria da imprensa brasileira foi criada a fim de divulgar os números diários da pandemia, uma vez que o Ministério da Saúde passou a manipular as estatísticas para silenciar o escândalo e o tamanho escatológico da incompetência governamental na condução política da crise sanitária. Essa associação de jornais, revistas, redes de televisão e sites dos mais importantes e respeitados nacionalmente se constituiu, portanto, em nome da transparência e da informação.

Como evidência cabal da catástrofe política e sanitária, desde o início da pandemia o Brasil teve dois ministros da Saúde e atualmente conta com um ministro interino. Situação caótica que não se deu em nenhum outro país, com exceção apenas da Bolívia e do Peru. E, para

O TRAUMA NA PANDEMIA DO CORONAVÍRUS

completar o quadro, se os dois ministros anteriores, Luiz Henrique Mandetta e Nelson Teich, tinham formação médica, o atual ministro interino, Eduardo Pazuello, é um general do Exército especializado em gestão de recursos estratégicos.

Foram razões políticas que levaram à demissão do ministro Mandetta pelo presidente da República e à demissão voluntária do ministro Teich. Assim como, igualmente por razões políticas, o general Pazuello foi instituído ministro interino da Saúde, para obedecer ao que o presidente queria que fosse feito e os anteriores não fizeram, em nome das suas respectivas credibilidade e legitimidade médicas.

O paradigma primordial dessa relação foi a autorização oficial do Ministério da Saúde para o uso da cloroquina e do hidroxicloroquina no tratamento da Covid-19, no mesmo dia que Pazuello assumiu como ministro interino. Além disso, Pazuello militarizou ostensivamente o ministério, substituindo diversos quadros técnicos da área de saúde por militares, acentuando mais ainda o descalabro político e sanitário. Enfim, apenas em 13 de setembro de 2020 o general foi efetivado como ministro da Saúde, isto é, três meses e meio depois que assumiu como interino.

Morrem no Brasil ainda hoje, sete meses depois do início da pandemia no país, cerca de 858 pessoas por dia pelo novo Coronavírus. É uma desgraça inominável e catastrófica da política de saúde pública, por todas as razões apresentadas. Além disso, somos o país da América Latina mais afetado pela pandemia em todos os indicadores sanitários e epidemiológicos pertinentes, ainda que o Peru também tenha estatísticas preocupantes, mas nada comparável à realidade brasileira. Os demais países do continente seguiram os preceitos científicos da OMS, como se sabe.

Segundo pesquisas realizadas por cientistas sociais e políticos, publicadas pelos jornais brasileiros em agosto de 2020, a lentidão nos países latino-americanos em normalizar a primeira onda da pandemia, em comparação com os países dos continentes asiático e europeu, mesmo

EXCEÇÃO BRASILEIRA

nos lugares que respeitam devidamente as normas sanitárias, deve-se aos diversos indicadores particulares e calamitosos da região, com elevado grau de pobreza e de precarização social.

Até mesmo o presidente Trump, aliado de Bolsonaro, como se sabe, criticou vivamente a tragédia brasileira na crise sanitária, assim como fez Rodrigo Duterte, o ditador das Filipinas, também amigo de primeira hora do chefe de Estado brasileiro. Bolsonaro, portanto, é certamente uma unanimidade internacional negativa na atualidade, um pária inquestionável.

No registro sanitário, com suas conexões políticas e sociais, foi o dueto de orientações sobre a pandemia que prevaleceu no Brasil, com o discurso da Presidência da República contra o isolamento social, por um lado, e o discurso de governadores e prefeitos a favor do isolamento, norteados pela ciência e pela Organização Mundial de Saúde, por outro. Enfim, a dupla diretriz sanitária e política teve efeitos infalíveis e decisivos, de ordem estritamente psíquica, além de somática e epidemiológica – com aumento do número de casos de contaminação e de mortos – sobre a população brasileira, pelas incidências identificatórias também duplas, que foram promovidas nos indivíduos, como ainda veremos neste texto.

A geopolítica internacional respondeu com o fechamento de fronteiras da Europa, Estados Unidos e países da América Latina ao Brasil, enquanto perdurar essa aritmética sanitária calamitosa. Com efeito, nosso país se tornou um *excluído* internacional pela maneira como vem conduzindo o combate à pandemia da Covid-19 – e também em razão de outros tópicos, como as questões ligadas aos direitos humanos, à política indigenista e do meio ambiente; porém, não vou mais insistir nesses pontos aqui, pois somente tangenciam a problemática específica deste ensaio.

Além disso, o presidente Jair Bolsonaro não demonstrou qualquer *solidariedade* e mesmo *compaixão* diante dos mortos e das suas famílias, enquanto os números avassaladores da pandemia iam sendo publicados

O TRAUMA NA PANDEMIA DO CORONAVÍRUS

diariamente, durante meses, inicialmente pelo Ministério da Saúde e posteriormente pelo consórcio estabelecido pelas mídias brasileiras. Usou expressões inadequadas e surpreendentes diante da morte, como "E daí?", ou então, "Sou Messias, mas não faço milagres", ou até mesmo "Não sou coveiro", quando perguntado sobre as mortes por Covid-19. Quando chegamos aos 100 mil mortos, o presidente declarou: "Vamos tocar a vida." Bolsonaro mostrou de forma gritante a sua soberba, a sua insensibilidade e o seu desprezo explícito, no que concerne à montanha de óbitos do país, enterrados em condições deploráveis, muitas vezes sem qualquer ritual de luto realizado por familiares e amigos e em fossas coletivas. A opção pela bolsa no lugar da opção pela vida se evidenciou de maneira escatológica em discursos de estilo perverso, nos menores detalhes possíveis.

Suponho que tudo isso que afirmei delineia com eloquência a condição de exceção do Brasil diante dos demais países do mundo, de forma chocante e até mesmo escandalosa. O discurso político da crise sanitária teve como corolário insofismável efeitos éticos catastróficos, na opção governamental que foi assumida pelo Estado brasileiro pelo imperativo da bolsa no lugar do imperativo da vida.

A síntese do conjunto de proposições mortíferas enunciadas pelo presidente Bolsonaro, no enfrentamento sanitário e político da pandemia de Covid-19, se condensou numa formulação recente, a saber, "a pandemia no Brasil foi superdimensionada", mesmo após o país apresentar mais de 120 mil mortos e 5 milhões de doentes.

Portanto, em derivação e em continuidade com essa proposição de ordem estritamente ética, conjugada também no registro político, podemos analisar agora os efeitos psíquicos da pandemia no registro do sujeito, de forma esquemática, como enunciei que faria.

15. DUPLA MENSAGEM, CONFUSÃO MENTAL E DIVISÃO PSÍQUICA

As duas posturas políticas assumidas pelos diferentes governantes brasileiros no enfrentamento da pandemia – conduta medicamente nefasta – promoveu efetivamente a *dupla mensagem* das autoridades no campo psíquico da população, pelas incidências identificatórias múltiplas que foram produzidas no sujeito de maneira inexorável. Refiro-me à oposição que foi estabelecida entre o discurso do presidente da República e o discurso de governadores e prefeitos, no que concerne ao que se chamou de "isolamento social horizontal" e "isolamento social vertical", conjugado com o negacionismo do discurso da ciência e com o seu reconhecimento, respectivamente.

O conceito de dupla mensagem e de duplo vínculo, como traduções adotadas no Brasil para a ideia enunciada em inglês de *double bind*, foi formulado pelo antropólogo norte-americano Gregory Bateson, para descrever a *ação* comunicativa promovida pelas figuras maternais (mães denominadas de "esquizofrenogênicas" no discurso psicanalítico) para com os seus filhos, caracterizados posteriormente como psicóticos do

O TRAUMA NA PANDEMIA DO CORONAVÍRUS

ponto de vista clínico.[1] Nesse contexto específico, se algo é literalmente enunciado, a tonalidade da voz e a postura do sujeito locutor que expressa a mensagem se opõe de modo claro ao que foi dito verbalmente, de forma que o sujeito receptor não sabe qual é efetivamente a mensagem que o locutor lhe envia no circuito comunicativo. Portanto, essa ação enunciativa se realizaria estritamente no *registro discursivo*, isto é, no plano da *performance linguística*, constituindo um *sistema de comunicação* caracterizado pela dupla mensagem.[2]

O duplo imperativo contraditório à quanto à interdição e autorização, ao mesmo tempo, do isolamento social horizontal, provocou uma *incerteza* no psiquismo da população, que não sabia em quem deveria *acreditar*, se no discurso do presidente da República ou se no discurso dos governadores e dos prefeitos, por estar submetida à dupla injunção enunciativa oriunda de dois registros diferentes e mesmo opostos de autoridades públicas.

A resultante inicial desse processo no psiquismo dos cidadãos brasileiros foi a produção sistemática de um estado psíquico de *confusão mental*. Não se sabia em quem acreditar nesse contexto comunicativo, pois a incerteza psíquica era alimentada permanentemente pela simultaneidade e pela injunção da dupla mensagem pela mídia. Enfim, essa divisão discursiva e política promoveu uma divisão psíquica nos sujeitos, no registro inconsciente de seus processos identificatórios.

Como desdobramento crucial do desenvolvimento da incerteza nos indivíduos, incidindo no registro psíquico das *crenças* de maneira frontal, houve consequências epidemiológicas concretas, uma vez que o "isolamento social horizontal" brasileiro, prescrito oficialmente pelos órgãos responsáveis (Ministério da Saúde e Organização Mundial da

---

1 Paul Watzlawick, Janet Helmick Beavin, Don D. Jackson, *A pragmática da comunicação humana*, Rio de Janeiro, Cultrix, 1975.
2 *Ibidem.*

DUPLA MENSAGEM, CONFUSÃO MENTAL E DIVISÃO PSÍQUICA

Saúde), nunca pôde ser cumprido e assumido pelos sujeitos de fato. Desde o início da proibição sanitária estabelecida, a população brasileira se dividiu em uma parcela cumprindo a interdição e a outra parcela se rebelando abertamente contra ela. Durante a pandemia, quando essa se tornou ainda mais catastrófica segundo as normas de saúde, a divisão social foi se aprofundando drasticamente, até que a postura de oposição à interdição acabou por se impor de maneira decisiva, ante à outra, como dominante na sociedade brasileira. Essa vitória relativa pode ser percebida pelos dados estatísticos referentes ao contingente populacional que permanecia em casa, respeitando as normas sanitárias do "isolamento social horizontal", em comparação àqueles que se rebelaram e ainda se rebelam, assumindo frequentemente postura de franco desafio contra as normas sanitárias de confinamento.

Existe ainda outra consequência importante, ao mesmo tempo epidemiológica e psíquica, dessa dupla mensagem brasileira. Os países europeus e asiáticos iniciaram o processo de flexibilização do isolamento social quando a curva da pandemia mostrava sinais sólidos de queda (avaliados pelos indicadores de contaminação e de mortes), e ainda assim respeitando rigorosamente as oscilações da conjuntura sanitária, com movimentos seguros de retorno ao isolamento, caso os números voltassem a crescer, como se passou posteriormente com a Espanha, a França, a Inglaterra, a Itália e a Alemanha. Já no Brasil, a flexibilização das normas sanitárias do isolamento social se deu com a curva pandêmica ainda em vertiginosa ascensão, com, diariamente, mais de 1.200 mortos e milhares de novos casos clínicos de infectados, o que é, convenhamos, epidemiologicamente absurdo.

Portanto, tudo isso configura uma impropriedade sanitária evidente, que se regula pela vontade dos empresários brasileiros, que em razão de suas perdas econômicas promovidas pela pandemia, não obedecem absolutamente ao imperativo da vida e aos pressupostos do discurso

O TRAUMA NA PANDEMIA DO CORONAVÍRUS

científico. Esse se opõe à política de flexibilização das normas antes do tempo, conduta esta adotada desde o início pelo governo federal e posteriormente assinada pelos governos estaduais e municipais, que sucumbiram, infelizmente, às pressões e aos ditames economicistas do governo Bolsonaro e do empresariado brasileiro.

Mesmo no contexto sanitário e social dessa flexibilização problemática da política de saúde pública, quando o processo se iniciou no Rio de Janeiro, as classes médias e as elites foram para as ruas, procurando sofregamente bares e restaurantes de forma festiva e anárquica, provocando aglomerações. Apenas garçons e funcionários utilizavam as máscaras de proteção, os clientes não só não usavam o acessório como ainda ironizavam de forma grosseira e mesmo mal-educada e provocativa as regras de isolamento social – como já agia o presidente da República, desde o início da crise de saúde. Além disso, esses clientes colocavam em risco os trabalhadores dos estabelecimentos comerciais, oriundos, certamente, das classes populares.

Em decorrência desse descaso, e que ainda foi responsável pelo aumento gigantesco de mortos e de infectados pela Covid-19, algumas associações nacionais entraram com um pedido de inquérito criminal contra o presidente brasileiro no Tribunal Internacional de Haia, por crime contra a humanidade, já que o Congresso do país não teve essa iniciativa em plano nacional, com a abertura de processo de impeachment do presidente. Lembramos que as pautas sanitárias genocidas do Estado brasileiro se conjugaram com outras práticas genocidas, como a atual política indigenista e a contra a população negra.

Não resta qualquer dúvida de que a dupla orientação das autoridades diante da quarentena promoveu um discurso de dupla mensagem, que resultou em um estado de confusão mental na população brasileira, na medida em que não se sabia efetivamente *a quem obedecer*. Ao lado disso, uma *divisão* psíquica foi gerada no psiquismo dos sujeitos, como

DUPLA MENSAGEM, CONFUSÃO MENTAL E DIVISÃO PSÍQUICA

correlato do estado de confusão produzido institucionalmente, com seus efeitos identificatórios no inconsciente dos indivíduos. Esses processos psíquicos se associaram intimamente com o mecanismo da recusa, a que nos referimos no capítulo 5, em conjunção com o fetichismo e a perversão, respectivamente.

16. DESAMPARO, DESALENTO E DESAFIO

É preciso atentar para os desdobramentos psíquicos desse processo complexo, em escala eminentemente estrutural, que devem ser analisados de forma cadenciada e nuançada. A pandemia se caracteriza pela *invisibilidade* do vírus, como qualquer doença bacteriana e virótica, de forma que as pessoas reagem inicialmente pelo medo diante do inimigo invisível e impalpável, principalmente considerando que não existem protocolos terapêuticos seguros, tampouco vacinas para combater a Covid-19. Portanto, o *terror da morte* se impõe em larga escala, no psiquismo dos sujeitos, nas populações expostas à disseminação do novo Coronavírus. Nesse contexto, no entanto, o terror da morte reativa intensamente aquilo que Freud denominou de *desamparo originário* do sujeito, na obra *O mal-estar da civilização*.[1]

Na condição originária do desamparo psíquico, o sujeito ainda acredita que pode apelar às *instâncias alteritárias*, que poderiam lhe proteger da incidência virótica potencialmente mortal. Como afirmou Freud no livro *Projeto de uma psicologia científica* (1895), "O choro do bebê é a

---

1 Sigmund Freud, *Malaise dans la Civilisation*, *op. cit.*

O TRAUMA NA PANDEMIA DO CORONAVÍRUS

fonte de todos os motivos morais",[2] uma vez que o infante busca invo-
luntariamente pelo choro a proteção da figura materna, diante da dor
e do sofrimento primordial que lhe atravessa. Isso se evidencia ao longo
da existência humana desde que o sujeito se encontra numa condição
difícil e marcada psiquicamente pela dor e pelo sofrimento.[3] E implica
dizer que, no discurso freudiano, o sujeito seria marcado pela *alteridade*
que lhe constituiria estruturalmente diante do desamparo originário.

Nos países que tiveram uma resposta *unívoca* em relação à pandemia, impondo o isolamento social como norma sanitária e até mesmo
o *lockdown*, uma direção unificada das práticas de governabilidade se
configurou. O sujeito, como cidadão, acreditava que podia contar efetivamente com o Outro, confiar no governante como instância (real e
psíquica) insofismável de proteção diante do infortúnio de defender a
sua vida e impedir assim o advento possível da morte. Em decorrência
disso, a angústia dos cidadãos seria apaziguada e estancada, recebendo
contornos palpáveis e tangíveis, pela guarda promovida pelas autoridades
instituídas, reguladas pelos discursos da ciência e da medicina.

Porém, quando não pode contar com instâncias de proteção pública
que sejam confiáveis, como ocorreu concretamente no contexto social
brasileiro modelado pela dupla mensagem, o sujeito se inscreve no registro psíquico do *desalento*. Com efeito, sem saber com quem contar para
lhe proteger, o sujeito se sente entregue ao *acaso* e ao *indeterminado*, assim
como ao que é arbitrário na existência, em que tudo de pior pode lhe
acontecer, afetando, então, os diferentes registros do real e do psiquismo.

Nesse quadro, em razão do desalento, o sujeito pode assumir por
desespero posições e posturas de *desafio* diante das restrições sanitárias de
isolamento social, mesmo que isso possa colocar em risco a sua própria
vida e a dos demais, como ocorreu com as impropriedades realizadas

---

2 *Idem*, "Esquisse d'une Psychologie scientifique", *op. cit.*
3 *Ibidem*.

136

DESAMPARO, DESALENTO E DESAFIO

tanto pelo presidente Jair Bolsonaro quanto pela parcela da população que desafiou frontalmente as interdições, tanto no tempo da quarentena quanto com a flexibilização das normas de isolamento.

Certamente, esse desafio pode assumir dimensões ostensivamente *macabras*, como se deu no auge da quarentena no Brasil, quando manifestantes contrários às interdições de saúde foram às ruas em passeata, para desafiar a morte em cenas performáticas representadas no espaço público, e até mesmo para perturbar o silêncio dos hospitais que recebiam pacientes em estado grave com o novo Coronavírus. Além desses atos, o presidente da República incentivou a invasão de hospitais, instigando seus seguidores fanáticos a filmarem os locais a fim de comprovar que não haveria internados e que os números de mortos divulgados pela imprensa não passavam de um circo midiático.

Contudo, seja pelo desamparo, seja pelo desalento ou ainda pelo desafio, o que está sempre em pauta para o sujeito nesses diferentes cenários psíquicos possíveis é o terror da morte. Ele se impõe de forma eloquente em decorrência de o vírus ser um inimigo invisível e impalpável, no contexto histórico específico de impossibilidade de prevenção e de tratamento da Covid-19.

Por isso mesmo, o sujeito não sabe como se defender do imperativo mortal e do impasse corporal que lhe acossam, ante os quais se sente impotente, uma vez que o psiquismo funciona pela *transformação* inconsciente daquilo que é *invisível em visível*, pelo agenciamento sistemático de seus mecanismos de defesa.[4]

Poder transformar o que é invisível em visível, como direção psíquica para o agenciamento dos mecanismos de defesa pelo sujeito, para que esse possa se proteger, implica ao mesmo tempo a transformação daquilo que é *indizível* em *dizível*, através do *discurso, como o seu corolário*.

---

4 *Idem, Le Moi et le ça*, in *Essais de Psychanalyse*, Paris, Payot, 1981. [Ed. bras.: "O eu e o id", in *O eu e o id, autobiografia e outros textos*, São Paulo, Companhia das Letras, 2011.]

O TRAUMA NA PANDEMIA DO CORONAVÍRUS

Daí porque a psicanálise se fundou como experiência clínica no imperativo discursivo das livres associações, tal como Freud definiu essa regra fundamental, desde *A interpretação dos sonhos*, publicada em 1900,[5] e tal qual Lacan, posteriormente, sistematizou no ensaio "Função e campo da fala e da linguagem em psicanálise".[6]

Norteando-se pela oposição psíquica estrutural delineada entre as posições subjetivas do desamparo e do desalento, é possível realizar a *cartografia dos sintomas psíquicos* produzidos pela recepção do sujeito da experiência na pandemia. Portanto, a condição concreta de possibilidade para a produção desses sintomas são as reações empreendidas pelo sujeito em face do inimigo invisível. É o que veremos em seguida.

---

5 *Idem, L'Interprétation des rêves*, Paris, PUF, 1976. [Ed. bras.: *A interpretação dos sonhos: obras completas*. São Paulo, Companhia das Letras, 2019.]
6 Jacques Lacan, "Fonction et Champ de la parole et du langage en psychanalyse", in *Écrits*, Paris, Seuil, 1966. [Ed. bras.: *Escritos*, Rio de Janeiro, Zahar, 1998.]

17. CARTOGRAFIA SINTOMÁTICA

De início, destacamos que a experiência psíquica do sujeito na pandemia é caracterizada primordialmente pelo *trauma*, uma vez que o sujeito não pode reconhecer e realizar de fato a *antecipação do perigo*, tal como Freud enunciou de forma rigorosa no ensaio de 1926, intitulado "Inibição, sintoma e angústia".[1]

Neste texto, o discurso freudiano denominou e opôs a *angústia sinal* à *angústia real*. A primeira supõe a antecipação do sujeito no contexto psíquico do perigo iminente e a possibilidade, em consequência, de mobilizar suas defesas psíquicas pela transformação do invasor invisível em visível e do indizível em dizível. Na segunda, não ocorreria a antecipação do perigo, e o sujeito seria, assim, intensivamente afetado pela *surpresa pelo acontecimento fatídico*, promovendo então a angústia real e o trauma como o seu correlato. Enfim, a experiência traumática seria a resultante do impacto violento da angústia real.[2]

Portanto, a angústia real e o trauma consequente seriam o que consubstanciariam metapsicologicamente o desamparo e o desalento no

---

1 Sigmund Freud, *Inhibition, Symptôme et angoisse*, Paris, PUF, 1973. [Ed. bras.: *Inibição, sintoma e medo*, Porto Alegre, L&PM, 2018.]
2 *Ibidem.*

O TRAUMA NA PANDEMIA DO CORONAVÍRUS

sujeito, evidenciando a experiência do inesperado para este que não se antecipou ao perigo e não pode agenciar suas defesas psíquicas pela transformação crucial do invisível em visível e do indizível em dizível.

Seria, então, a partir dessa infraestrutura traumática que as diferentes *formações sintomáticas* se ordenariam no sujeito como linhas de fuga e estabeleceriam sua cartografia psíquica na recepção da experiência do trauma em curso com a pandemia do novo Coronavírus. As diferentes formações sintomáticas seriam os *destinos* do trauma e da angústia real no psiquismo, delineando as produções psíquicas no registro da superestrutura, isto é, no registro patente e simbólico dos sintomas, assim como da dizibilidade possível.

A primeira formação sintomática seria evidenciada por aquilo que Freud, no final do século XIX, denominou *neurose da angústia*[3] e que desde os anos 70 e 80 do século XX o discurso psiquiátrico chama de *síndrome do pânico*.[4] O cerne dessa experiência clínica é a angústia real propriamente dita, em estado puro, sinal manifesto do impacto traumático sobre o sujeito, que fica assim acossado pelo desamparo originário.

Já o que está em questão nessa experiência psíquica é o temor da morte iminente, que se traduz de pronto pela aceleração dos ritmos cardíaco (taquicardia) e respiratório, que pode se apresentar clinicamente como falta de ar (dispneia), acompanhados de aceleração do pulso e de suores frios. Nesse contexto, o sujeito é tomado de corpo inteiro pela certeza da morte próxima, que se impõe de forma insofismável.

Como se sabe, muitos pacientes angustiados procuraram os hospitais durante a pandemia, por acreditar firmemente que estariam acometidos pelo novo Coronavírus, em decorrência da falta de ar que lhes acossava,

---

3 *Idem*, "Qu'il est Justifié de séparer de la neurasthénie un certain complexe synptomatique sous le nom de névrose d'angoisse", in *Névrose, psychose et perversion*, Paris, PUF, 1973. [Ed. bras.: "Que se justifica separar da neurastenia um certo complexo sintomático sob o nome de neurose de angústia", in *Neurose, psicose, perversão*, São Paulo, Companhia das Letras, 2016.]
4 Joel Birman, *O sujeito na contemporaneidade*, Rio de Janeiro, Civilização Brasileira, 2013.

CARTOGRAFIA SINTOMÁTICA

promovida pela angústia. Ironicamente, alguns desses indivíduos foram, por infortúnio, infectados em razão da visita ao ambiente hospitalar contaminado.

A segunda formação sintomática é constituída pelos sujeitos tomados por *sintomas hipocondríacos*, uma vez que esses passaram a ficar atentos às *pequenas variações* de suas *intensidades corporais*, e transformaram em signo *anormal* ou *patológico* um signo corporal que é perfeitamente *normal nas condições comuns da vida*. Não resta qualquer dúvida de que o excesso de atenção ao corpo promovido pelo sujeito, nas condições de desamparo e de desalento psíquico produzidos pelo temor de morte, é o que coloca em evidência e destaque esses efeitos decorrentes – sensações físicas e interpretações hipocondríacas.

É preciso inserir também como corolário dessa formação sintomática hipocondríaca a impossibilidade do sujeito ter alguma enfermidade que não seja o novo Coronavírus. Qualquer indício físico, como febre, tosse, dor de cabeça e cansaço, é interpretado como evidência cabal de que a Covid-19 finalmente aconteceu, como uma crônica da morte anunciada que foi tão temida como paradoxalmente desejada.

Finalmente, nesse registro hipocondríaco, destacamos a experiência de fragmentação corporal intensa, acompanhada de dissociação psíquica correlata, principalmente em crianças, possuídas por fortes angústias.

A terceira formação sintomática é consequência direta do confinamento. O distanciamento social e o isolamento físico promovem uma transformação crucial no registro dos *humores*; os sujeitos passam a se sentir esvaziados na sua *potência* existencial pela ausência (relativa ou absoluta) dos processos de interação social. Em decorrência disso, a produção de *depressão* se realiza no sujeito de forma regular e pode se apresentar clinicamente de forma branda ou severa, de acordo com as circunstâncias existenciais e os contextos intersubjetivos nos quais cada um está efetivamente inserido.

O TRAUMA NA PANDEMIA DO CORONAVÍRUS

Nesse particular, é preciso salientar especificamente os efeitos psíquicos da *depressão severa*, e mesmo de *melancolia*, na população idosa, pessoas que vivem muitas vezes sozinhas e isoladas ou apenas acompanhadas de seu parceiro conjugal. Com efeito, sem poder conviver diretamente com filhos e netos, sem poder assim abraçá-los e beijá-los, como faziam antes da pandemia com regularidade, restritos que ficam às comunicações virtuais e telefônicas, muitos idosos se sentem abandonados. Alguns ainda se autoabandonam, nesse processo marcado pela dor lancinante e pelo sofrimento pungente. Entre esses casos, muitos idosos deixam de praticar atividades simples, como tomar banho e mesmo se alimentar, de maneira insistente e repetida, de forma que por vezes são conduzidos inevitavelmente ao *suicídio*, nessas condições existenciais limites.

Na quarta formação sintomática, destacamos o incremento de *rituais obsessivo-compulsivos*, no contexto traumático de angústia real. Em função da sensação de *vulnerabilidade* e de impotência, que lhes acossam pelo terror da morte, muitos sujeitos passam a seguir as normas sanitárias de limpeza de forma radicalizada, a fim de se certificarem permanentemente de que realizaram as práticas de higiene sem deixar qualquer falha e furo. Com efeito, tudo se constrói como se a falha e o erro, na realização dos procedimentos sanitários, fossem capazes concretamente de afetar e adoecer o sujeito de forma fatal, e por isso, exercem as normas sanitárias cotidianas de limpeza de modo exacerbado e compulsivo.

O que está em pauta nessas circunstâncias psíquicas específicas, delineadas pela pandemia, é a presença de uma grande vulnerabilidade psíquica nos sujeitos, tal que o desamparo originário é reativado de maneira caricata e até mesmo exacerbada. É como se o vírus invisível e mortal pudesse tomar de assalto os sujeitos e esses não tivessem, ante o inimigo, qualquer possibilidade de defesa.

Nesse contexto psíquico, existem muitos indivíduos que, durante a pandemia, não conseguem fazer absolutamente nada em seus dias, exauridos que ficam com a energia gasta e desperdiçada na realização

CARTOGRAFIA SINTOMÁTICA

repetida e insistente de seus permanentes rituais higiênicos de ordem compulsiva. Assim, esvaziados literalmente de si, muitos apresentam depressões severas, que são associadas a esses hábitos obsessivo-compulsivos.

Outra compulsão que se evidencia, tanto em adultos quanto em crianças e adolescentes, é a procura frenética do espaço virtual, por meio de jogos e aplicativos, nos quais o sujeito mergulha em busca de parcerias e de interações que não encontra mais no seu mundo real diante do confinamento e da suspensão das atividades sociais e interpessoais. Assim, adolescentes e adultos participam freneticamente de festas online, numa caça compulsiva por contato social na ausência de laços reais. A demanda e participação em palestras e cursos virtuais aparecem também como procedimentos usuais, ganhando da mesma forma um estilo marcadamente compulsivo.

Somemos ainda, nesse mesmo contexto sintomático, o aumento significativo na compra de animais domésticos, como gatos e cachorros, por indivíduos de diferentes faixas etárias na tentativa desesperada de ter a quem abraçar e acariciar, na situação concreta de carência e de desamparo, promovidos pelo isolamento social e sua redução das redes afetivas. Com efeito, os animais domésticos funcionam como formas de *suplência* do desamparo do sujeito, que busca o pelo e o cheiro dos animais como modalidades de preenchimento psíquico, fonte infinita de beijos e carícias. Desta maneira, as petshops se transformaram num negócio economicamente rendoso durante a pandemia no Brasil.

Na quinta formação sintomática, é preciso considerar que, ante a todos os quadros anteriores, o sujeito procura instituir práticas e tratamentos de cuidado de si, assim, pode escolher pela ingestão regular de álcool, drogas ilícitas (maconha, cocaína e crack) e até mesmo drogas lícitas, prescritas pelo discurso médico, como os ansiolíticos e os antidepressivos. Existe, portanto, o crescimento significativo do *vício* durante a pandemia, que se ordena nesse contexto subjetivo de busca de aplacamento das dores e dos sofrimentos psíquicos promovidos pelas diferentes formações sintomáticas.

O TRAUMA NA PANDEMIA DO CORONAVÍRUS

Além disso, no que se refere ao vício, muitos sujeitos passaram a *comer excessivamente*, marcados que são por uma *bulimia* irrefreável, como forma de controlar e regular a vulnerabilidade e a impotência psíquica que lhes acossa através da ingestão excessiva e voraz de alimentos. Portanto, em decorrência disso, a *obesidade* é outra consequência física desse movimento originariamente psíquico no sujeito, no contexto social e sanitário pandêmico.

Na sexta formação sintomática, a presença eloquente da vulnerabilidade, do desamparo e do desalento psíquico no sujeito – consequências da invisibilidade do vírus, de sua incurabilidade e impossibilidade de prevenção –, faz com que a *impotência* psíquica que isso engendra no sujeito masculino se desdobre em práticas de *agressividade* e de *violência*, principalmente contra a parceira e os filhos. É bastante conhecido como tanto na Europa quanto nos Estados Unidos e no Brasil a *violência masculina em relação às mulheres* aumentou vertiginosamente durante a pandemia, com incremento significativo do *feminicídio*.

Como fórmula para não se sentirem impotentes e vulneráveis, uma parcela relevante da população masculina passou a agredir e a violentar a companheira, assim como filhos, com palavras e atos, a fim de se acreditar, ilusoriamente, forte e poderoso diante deles. Atribuem, então, às mulheres e às crianças, por meio da projeção psíquica, a condição de vulnerabilidade e de precariedade, segundo a representação imaginária e popular presente no discurso patriarcal (machismo), de que as mulheres e os filhos seriam frágeis, em comparação aos homens, sempre fortes, viris e pujantes. A força física, exercida ritualmente em ato e de forma repetida, seria o signo infalível dessa suposta e ridícula potência imaginária masculina. Em decorrência desse cenário, muitos divórcios aconteceram nos países europeus e asiáticos, assim como nos Estados Unidos, de modo que o mesmo deve já estar ocorrendo no Brasil.

Ainda no ambiente familiar, com a suspensão das atividades escolares e da interação social com colegas e amigos, as crianças ficam mais turbu-

CARTOGRAFIA SINTOMÁTICA

lentas, angustiadas e até mesmo agressivas, além de responsabilizar com frequência os pais por não lhes protegerem devidamente diante desse funesto infortúnio, o que reativa o desamparo e desalento psíquicos.

Para delinear a sétima formação sintomática, destacamos o conjunto de efeitos psíquicos que o *incremento das mortes* pelo novo Coronavírus provoca no sujeito, devido à impossibilidade de realização do *trabalho de luto*.[5] Nesse contexto, é preciso ressaltar não apenas o aumento vertiginoso do número de mortes provocadas pela Covid-19, mas também que o enterro desses mortos se deu de forma indigna, sem o ato efetivo dos *ritos funerários,* para impedir a disseminação da contaminação virótica. Como se sabe, por razões sanitárias, amigos e mesmo parentes foram impedidos de participar dos funerais, em que, quando possível, estavam presentes apenas poucos familiares.

Muitos mortos foram enterrados em fossas coletivas, prática eticamente deplorável, justificada pela ausência de espaços nos cemitérios. Da mesma forma, em algumas cidades do norte do Brasil, cadáveres foram empilhados em caminhões frigoríficos, pelo mesmo motivo, o mesmo se deu na Itália e na Espanha. A impossibilidade e os impasses presentes para a realização do trabalho de luto pelo sujeito foram consequência e desdobramento efetivo da totalidade do processo da pandemia.

Desde Freud, em "Luto e melancolia", ensaio ao mesmo tempo de ordem metapsicológica e clínica, publicado em 1917, foi formulada a hipótese de que a impossibilidade de realização do trabalho do luto seria um obstáculo efetivo para a execução do luto propriamente dito, tendo como desdobramento desse impasse para o sujeito a produção clínica do *luto patológico, que se evidenciaria* sob a forma clínica da *melancolia.*[6]

---

5 Freud, *Deuil et Melancolie*, Paris, Gallimard, 1968. [Ed. bras.: *Introdução ao narcisismo, ensaios de metapsicologia e outros textos, op. cit.*]
6 *Ibidem.*

O TRAUMA NA PANDEMIA DO CORONAVÍRUS

Devemos sublinhar que os ritos funerários são certamente operadores fundamentais, mas que são, também, parciais, do trabalho psíquico do luto, funcionando como *condição necessária*, mas *não suficiente*, para a realização efetiva do trabalho de luto. O trabalho do luto implica uma dimensão coletiva, em que se encaixam os ritos funerários, por um lado, mas que se conjuga com uma dimensão outra de ordem singular, por outro, na qual o sujeito estaria assim diretamente implicado.

A melancolia, como forma clínica pela qual se evidenciam a dor e o sofrimento psíquicos do sujeito na impossibilidade desse em poder realizar efetivamente o trabalho do luto, foi intensificada com a produção em massa de "mortos sem sepultura" durante a pandemia, para parafrasear o título de uma famosa obra de Sartre.[7] Isso se deu no contexto social e sanitário do aumento do número de mortes, em conjunção com a ausência de ritos funerários, que, como vimos, é uma das condições de possibilidade concreta para a realização do trabalho de luto.

---

7 Jean-Paul Sartre, *Mortos sem sepultura*, Rio de Janeiro, Civilização Brasileira, 1968.

18. EXPERIÊNCIA PSICANALÍTICA

É preciso considerar agora, como ponto de chegada deste livro, as características assumidas pela experiência psicanalítica no contexto específico da pandemia do novo Coronavírus.

Como é do conhecimento geral, muitos psicanalistas e psicoterapeutas, assim como médicos, passaram a atender seus pacientes *virtualmente*, dada a impossibilidade de *atendimentos presenciais*, devido ao isolamento social e à quarentena, estabelecidos por razões de saúde pública, a fim de evitar mais contaminações.

Devo dizer, antes de tudo, que não tinha a prática de realizar análises de forma virtual, como muitos colegas já faziam, atendendo os seus analisantes que estavam em viagem e mesmo aqueles que mudavam de país. Contudo, realizava eventualmente tais práticas quando tinha pacientes com doenças graves ou terminais, assim como psicóticos que se internavam.

No contexto social da quarentena, encarava os cuidados psicanalíticos virtuais como imposição circunstancial e imperativo ético, para não deixar os meus analisantes no vazio por tempo indeterminado. Contudo, tinha certo *ceticismo* quanto ao seu alcance psicanalítico propriamente dito, sem desconsiderar, é claro, os seus possíveis efeitos psicoterápicos positivos de sustentação psíquica dos analisantes,

O TRAUMA NA PANDEMIA DO CORONAVÍRUS

numa condição social e existencial limite, que era ao mesmo tempo inesperada, emergencial, catastrófica e traumática.

Portanto, fui conduzido pelas circunstâncias a atender aos meus analisantes virtualmente nesse contexto imprevisto, assim como os meus demais colegas analistas. No entanto, como disse, estava cético quanto às possibilidades psicanalíticas, acreditando que ofereceria seguramente aos meus analisantes um suporte de ordem psicoterápica, mas de incidência psicanalítica limitada e talvez até nula. Enfim, aceitei o desafio que se colocou para mim, arregacei as mangas da camisa e botei a mão na massa, pois, afinal das contas, *noblesse oblige*.

Devo dizer, porém, que me enganei de modo feliz e surpreendente. Não apenas *quase* todos os meus analisantes quiseram realizar as suas sessões de forma virtual, com *raras exceções*, como também os efeitos dessa prática clínica virtual foram psicanaliticamente positivos.

Meus analisantes mostraram uma clara *intensificação* de suas experiências psicanalíticas anteriores, como se quisessem dar tudo de si nas novas condições do cuidado psicanalítico. Eles não apenas realizaram sem qualquer embaraço o processo das livres associações no contexto virtual, como também promoveram, de maneira insistente na experiência clínica, as produções regulares de *formações do inconsciente*, como sonhos, chistes, lapsos e atos falhos, como ocorria igualmente nas sessões psicanalíticas ordinárias em condições sociais comuns.

Se antes os analisantes acreditavam que teriam a eternidade pela frente, no contexto pandêmico onde a morte lhes espreitava de modo trágico e permanente, os limites da vida e a finitude da existência foram intensificados e as fronteiras temporais da existência se instituíram de forma irrefutável. Os analisantes passaram a dar o máximo de si, pois nunca se poderia saber como seria o dia seguinte. Daí porque, enfim, o incremento da produção psíquica dos analisantes se processou de forma acentuada nesse novo contexto clínico, uma vez que os limites da *angústia de castração* se impuseram de maneira eloquente.

EXPERIÊNCIA PSICANALÍTICA

Ao lado disso, da minha posição de analista, os limites se apresentaram igualmente, de forma que a potencialização do imperativo da *finitude* me conduziam a uma maior acuidade analítica na minha escuta, intensificando e desdobrando as minhas intervenções psicanalíticas de maneira significativa, que assumiram assim limiares bem mais nuançados de sutileza.

A indagação que se pôs inicialmente para a minha reflexão foi a de ter que responder de forma metapsicológica à intensificação patente de tais experiências analíticas, nessas novas condições clínicas de exceção, pela prática de cuidados realizada de forma virtual. Passei a supor que a *experiência da morte* que os analisantes estavam marcados às suas expensas, com a ameaça permanente à vida que a invisibilidade do vírus impunha como imperativo ético aos sujeitos, lhes conduziu para a acentuação radical de sua própria análise, de modo que seria necessário para os sujeitos usufruírem da vida o máximo possível.

O sujeito, assim, ao ser confrontado com o terror da morte iminente e por estar lançado no limite do desamparo radical, teria a *pulsão de vida* promovida na sua economia pulsional de forma intensa, e ao mesmo tempo conjugada para neutralizar a *pulsão de morte,* de maneira que o sujeito pudesse se deslocar enfim de sua posição de desamparo.[1]

Além disso, nessa condição psíquica limite, onde os registros pulsionais da vida e da morte se confrontam profundamente, a *experiência da castração,* como marca psíquica inquestionável da *finitude* do sujeito, pode ser delineada em fortes contornos, promovendo o relançamento extremo da experiência psicanalítica.

Além da questão inicial, é preciso responder a uma segunda indagação, a saber, se existe a presença efetiva do *corpo* na prática clínica de cuidado virtual. Se essa pergunta se impõe de forma insofismável para

---

1 Sigmund Freud, "Au-delà du principe du plaisir", in *Essais de Psychanalyse*, Paris, Payot, 1999. [Ed. bras.: *Além do princípio do prazer*, Porto Alegre, L&PM, 2018.]

O TRAUMA NA PANDEMIA DO CORONAVÍRUS

a reflexão teórica e clínica, isso se deve ao imperativo metapsicológico e ético de que é preciso supor a presença do registro do corpo em tais práticas clínicas virtuais, para considerá-las psicanalíticas, de fato e de direito.

É possível dizer que o corpo se faz efetivamente presente nas práticas psicanalíticas virtuais pela incidência dos registros de *imagem* e da *voz*, da *pulsão escópica* e da *pulsão invocante*, respectivamente.[2] Pela voz e pela imagem especular, o corpo pulsional se faz presente no virtual,[3] de forma que podemos caracterizar essas práticas clínicas como oriundas da experiência psicanalítica propriamente dita.

É, portanto, possível realizar a atividade psicanalítica de forma virtual e não apenas presencial, como suponho que demonstrei neste último capítulo.

Isso não implica dizer que, a partir dessa demonstração, se possa trocar as práticas psicanalíticas presenciais pelas virtuais no futuro, pois aquelas são fundamentais. Mas é importante descobrir que prática psicanalítica virtual pode efetivamente existir, em certas condições sociais e psíquicas de exceção, como foi o caso paradigmático da atual pandemia.

---

2 Jacques Lacan, *Les Quatre concepts fondamentaux de la psychanalyse*, Paris: Seuil, 1978. [Ed. bras.: *O seminário, livro 11: os quatro conceitos fundamentais da psicanálise*, Rio de Janeiro, Zahar, 1985.]

3 Sigmund Freud, *Trois Essais sur la théorie de la sexualité*, Paris, Gallimard, 1962. [Ed. bras.: *Três ensaios sobre a teoria da sexualidade e outros textos*, São Paulo, Companhia das Letras, 2016.]

CONCLUSÃO
A BIOPOLÍTICA E O IMPERATIVO DA VIDA

Ao longo deste livro procurei destacar com toda a ênfase possível como a atual pandemia do novo Coronavírus pode ser pensada pela conjunção existente entre duas questões maiores: a *catástrofe* e o *trauma*. A relação tecida entre essas problemáticas decisivas marcou a construção deste texto desde seu início até seu fechamento, cadenciando seus diferentes movimentos e inflexões cruciais, modulando suas dobras fundamentais, assim como regulando suas torções e retorções incisivas, para delinear, ao mesmo tempo, os seus avessos.

Em todas as experiências sociais de pandemias e epidemias que a humanidade conheceu ao longo de sua história, essas duas problemáticas compareceram de formas intensas e conjugadas, uma vez que as diversas crises sanitárias, de todas as etiologias biológicas, implicaram sempre o terror da morte sobre os indivíduos e sobre as sociedades, colocando assim no horizonte o limite possível da vida, de forma trágica.

Daí porque a atual pandemia da Covid-19 reativa o desamparo originário do sujeito, evocando o conceito enunciado por Freud em *O mal-estar na civilização*, de forma que a angústia real tem um incisivo

O TRAUMA NA PANDEMIA DO CORONAVÍRUS

impacto traumático. Ao lado disso, a marca psíquica do masoquismo é também reativada, sob a forma da fantasia de se fazer sofrer, que se impõe sobre o sujeito de maneira imperativa.

É óbvio que se no desamparo o sujeito acredita ainda no apelo ao Outro – como dimensão de cuidado e segurança, que pode ser representada pelas mais variadas formas, que vão das figuras parentais aos governantes –, a fragilidade e a ausência dessa instância de proteção pode conduzir o indivíduo inequivocamente à condição subjetiva do desalento, que tem um efeito sobre o psíquico de fragmentação e de desconstrução, de maneira mais acentuada do que o desamparo. De fato, se pelas experiências europeias e asiáticas da atual pandemia os cidadãos puderam se crer salvaguardados pelas autoridades governamentais, em contrapartida, nas experiências brasileira e norte-americana, nas quais essa proteção estava ausente, o que se impôs foi o desalento, de maneira trágica, ampla, geral e irrestrita.

É preciso destacar também que a pandemia da Covid-19, pelos efeitos catastróficos que produziu em todos os países do mundo e que se desdobrou na suspensão quase total da ordem social, representa como evento crucial o começo efetivo do século XXI, numa leitura que não quer pensar a mudança dos tempos da história em termos estritamente cronológico, mas pelo acento colocado na produção de acontecimentos originais, caracterizados pela emergência do novo, produzido pela descontinuidade e pela ruptura radicais.

Com essa ruptura e descontinuidade fundamentais foi colocado em xeque o modelo cientificista da tecnociência, que, como racionalidade instrumental, não concebe a conjunção do discurso científico com os imperativos éticos e políticos, sendo promotor da experiência da barbárie. No combate à pandemia, nas diferentes condições sociais, foi estabelecido o confronto opositivo entre o imperativo da vida e o imperativo da bolsa, que se delinearam no discurso sanitário representados pelas proposições dos chamados "isolamento social horizontal" e "isolamento social vertical".

CONCLUSÃO

Dessa maneira, não resta dúvida de que, no contexto pandêmico atual, o discurso da ciência crítica se associou ao primado do imperativo da vida, enquanto o discurso da tecnociência se conjugou intimamente com o imperativo da bolsa.

Lembramos também como tudo isso que foi dito se conjuga com as formas de *governabilidade*, pela relação que pode ser estabelecida entre o discurso da ciência crítica e o imperativo da vida, que nos conduz a uma construção política em defesa da *democracia*. Em contrapartida, o discurso da tecnociência e o imperativo da bolsa nos conduzem inequivocamente às formas de governabilidade sustentadas no nacionalismo e no populismo de extrema direita, que se norteiam pelo *autoritarismo*.

Enfim, enfatizamos a posição estratégica ocupada pelo discurso da biopolítica (Foucault) na contemporaneidade, em nome do imperativo insofismável, da afirmação infinita, do axioma da vida; e a sua recusa pelos defensores sistemáticos do princípio da bolsa em conjunção com o imperativo da morte, marcados em suas dobras pelos ditames teológicos de ordem neopentecostal, que delineiam as linhas de força e as linhas de fuga que vão nortear decisivamente o nosso futuro como sujeitos, cidadãos e sociedade, no tempo histórico da pós-pandemia.

Somente por esses caminhos fundamentais será possível pensar na constituição concreta de um "novo normal", advertidos que já estamos de que o antigo normal não mais nos representava efetivamente, por tudo que foi demonstrado ao longo deste ensaio, nos diferentes registros da política, da sociedade, da racialidade, da etnia e de gênero.

RIO DE JANEIRO, 18 DE SETEMBRO DE 2020

APÊNDICE
DISCURSO PSICANALÍTICO

É possível enunciar a *objeção* teórica de que o *campo psicanalítico* não se superpõe ao *campo da saúde mental*, numa perspectiva epistemológica de leitura. Seus objetos teóricos específicos não são os mesmos, de forma que toda a argumentação inicial sobre a importância assumida pela saúde mental na contemporaneidade, destacando-se assim como um problema estratégico para a saúde pública, não poderia se referir à psicanálise propriamente dita.

No que concerne a isso, é preciso dizer claramente que o campo psicanalítico não se identifica absolutamente com o campo da saúde mental. Em seguida, é preciso enfatizar que essa *distinção* conceitual se sustenta numa chave estritamente epistemológica de leitura de ambos os campos teóricos. Finalmente, em decorrência dessa formulação, destacamos que, de fato, os objetos teóricos dos discursos da psicanálise e da saúde mental não são os mesmos.

É inegável, porém, que a psicanálise tangencie a saúde mental, nos sentidos histórico e lógico do termo, de forma que o campo psicanalítico, em sua especificidade (teórica e clínica), não poderia existir de fato

O TRAUMA NA PANDEMIA DO CORONAVÍRUS

sem a existência anterior (social e histórica) do campo da saúde mental. Portanto, para se configurar em sua particularidade teórica, a psicanálise deve realizar um *recorte* do domínio da saúde mental pautado e orientado por certas *coordenadas e operações* epistemológicas específicas, de modo que a metáfora da *tangente* pretende enunciar essas inflexões decisivas.

Para acentuar mais ainda a metáfora da tangente, queria dizer que, para delinear devidamente o domínio psicanalítico – no que se refere tanto à pandemia como também a outras questões em que seu discurso se inscreve –, a leitura psicanalítica da atual crise sanitária exige um trabalho de ordem *interdisciplinar,* uma vez que a psicanálise estabelece uma relação de *borda*[1] com outros campos discursivos, assim como com as demais modalidades de práticas presentes no espaço social.

Isso implica dizer que o campo psicanalítico fundado nos conceitos da *pulsão*[2] e de *inconsciente*[3], na estrita perspectiva metapsicológica enunciada pelo discurso freudiano, constitui uma relação topológica de borda com os *territórios clínicos* da *psiquiatria,* da *psicologia,* da *saúde mental* e da *medicina,* assim como com os da *filosofia,* das *ciências sociais* e das *ciências humanas.* Seria nessa inflexão conceitual específica, pelo registro topológico da borda, que o domínio psicanalítico se delineia em sua especificidade epistemológica. Por isso mesmo, é preciso repetir mais uma vez, que a leitura psicanalítica se pauta necessariamente numa perspectiva eminentemente interdisciplinar, não sendo possível realizá-la de maneira supostamente autônoma, como muitos autores da própria psicanálise (equivocadamente) ainda a concebem.

---

1 Jaques Lacan, *Les Quatre concepts fondamentaux de la psychanalyse, op. cit.*
2 Sigmund Freud, "Pulsions et Destins des pulsions", in *Metapsychologie*, Paris, Gallimard, 1968c. [Ed. bras.: *As pulsões e seus destinos*, Belo Horizonte, Autêntica, 2013.] *Idem*, "Au-delà du principe de plaisir", in *Essais de Psychanalyse*, Paris, Payot, 1999. [Ed. bras.: *Além do princípio do prazer*, Porto Alegre, L&PM, 2018.]
3 *Idem*, "L'Inconscient", in *Metapsychologie* [Metapsicologia]. Paris: Gallimard, 1968a. [Ed. bras.: *Introdução ao narcisismo, ensaios de metapsicologia e outros textos, op. cit.*]

APÊNDICE

Sempre que o discurso psicanalítico se representou e se exerceu como autônomo e descolado de sua existência real – nas bordas de outras discursividades e práticas sociais –, ao longo de sua história centenária, tornou-se não apenas estéril conceitual e clinicamente como também rígido. Transformou-se numa ortodoxia marcada pela ritualização (religiosa e obsessivo-compulsiva) de seus procedimentos (técnico, clínico e conceitual), perdendo a sua inventividade, o seu brilho e até mesmo o seu viço.

Em consequência desse posicionamento, impermeável e blindado contra ruídos e vozes oriundos de outros campos do saber, as críticas colocadas à psicanálise pelos diferentes discursos científicos e filosóficos foram sempre imediatamente transformadas, pela instituição e por sua comunidade, em *resistência* ao inconsciente e à psicanálise propriamente dita. Portanto, alusões insistentes e repetidas à categoria de resistência se disseminaram e se inflacionaram no discurso psicanalítico, de forma desmesurada, farsesca e até mesmo ridícula, nesses contextos históricos e sociais específicos, caracterizados pela presença sufocante do obscurantismo psicanalítico.

Empreender a leitura psicanalítica da pandemia atual implica não apenas na colocação em evidência de tais bordas e inflexões decisivas, por onde se enunciam os conceitos de pulsão e de inconsciente, como também no seu correlato, a saber, as coordenadas interdisciplinares de pesquisa. É preciso sublinhar ainda que, como já se sabe de longa data, a interdisciplinaridade se transformou efetivamente no *paradigma de pesquisa* na *contemporaneidade*, em escala internacional, em todos os campos do saber científico.

Para destacar de maneira esquemática o que afirmei anteriormente, queria salientar esse problema crucial para o discurso psicanalítico com alguns poucos exemplos, oriundos e destacados do *discurso freudiano* e do *discurso lacaniano do campo psicanalítico*, respectivamente, para colocar em evidência a pertinência teórica do que foi enunciado.

O TRAUMA NA PANDEMIA DO CORONAVÍRUS

Assim, na obra *Totem e tabu*, publicado em 1913, Freud atravessou diferentes discursos teóricos da sociologia, da antropologia, da biologia e da religião, para delinear na borda e na tangente dessas diferentes formações a especificidade teórica marcada pelo discurso psicanalítico. Com efeito, centrado nos conceitos de inconsciente e de pulsão, de forma exemplar e interdisciplinar, enuncia com inflexão decisiva as hipóteses conjugadas da *morte do pai da horda originária* e da *figura do pai morto*, na sua vertiginosa travessia conceitual.[4]

Da mesma forma, no ensaio *O mal-estar na civilização*, escrito no calor da hora da crise econômica global do capitalismo de 1929 – que provocou a ruptura da economia internacional de forma trágica, sendo contemporânea da constituição do fascismo e do nazismo, assim como foi o prelúdio funesto da eclosão da Segunda Guerra Mundial –, Freud também realizou uma leitura de ordem interdisciplinar e complexa, para trazer de maneira consistente a problemática psicanalítica do *mal-estar* do sujeito, no contexto histórico da modernidade.[5]

Lacan, por sua vez, construiu a sua linha de pesquisa em psicanálise, denominada repetidamente por ele como "seu ensino", perpassando sistematicamente pelos discursos da *linguística* (Saussure), da *antropologia social* (Lévi-Strauss) e da *filosofia* (Hegel e Heidegger), para articulá-los com o campo da clínica psicanalítica em sua especificidade. Além disso, enunciou de modo complementar e enfático a tese de que a prática da experiência psicanalítica seria indissociável da inscrição da psicanálise e da figura do analista no horizonte concreto de seu tempo histórico, formulação sem a qual o dispositivo clínico da psicanálise não poderia efetivamente existir.[6]

---

4 *Idem, Totem et Tabou*, Paris, Payot, 1975. [Ed. bras.: *Totem e tabu*, São Paulo, Companhia das Letras, 2013.]
5 *Idem, Malaise dans la Civilization, op. cit.*
6 Jacques Lacan, *"Fonction et Champ* de la parole et du langage en psychanalyse", *op. cit.*

REFERÊNCIAS BIBLIOGRÁFICAS

ACOSTA, J.; ATWOOD, K.; COHEN, Z.; MARQUARDT, ALEX. "Trump contradicts US intel community by claiming he's seen evidence coronavirus originated in Chinese lab" [Trump contradiz inteligência norte-americana ao revindicar que sabe de evidências que o Coronavírus é originário de laboratório chineses], CNN, 1º de maio de 2020. Disponível em: <www.edition.cnn.com/2020/04/30/politics/trump-intelligence-community-china-coronavirus-origins/index.html>

ADORNO, T. W. *Minima moralia*. São Paulo: Ática, 2000.

_____; HORKHEIMER, M. *La Dialectique de la raison*. Paris: Gallimard,1974. [Ed. bras.: *Dialética do esclarecimento*. Rio de Janeiro: Zahar, 1985.]

AGAMBEN, G. *Homo Sacer*. Paris: Seuil, 1995. [Ed. bras.: *Homo sacer I. O poder soberano e Vida nua*. Belo Horizonte: Editora UFMG, 2010. *Homo sacer II. I. Estado de exceção*. São Paulo: Boitempo, 2004. (Coleção Estado de Sítio.) *Homo Sacer II. III. O sacramento da linguagem: arqueologia do juramento*. Belo Horizonte: Editora UFMG, 2011. *Homo sacer II. IV. O reino e a glória: uma genealogia teológica da economia e do governo*. São Paulo: Boitempo, 2011. (Coleção Estado de Sítio.) *Homo sacer II. V. Opus dei: arqueologia do ofício*. São Paulo: Boitempo, 2013. (Coleção Estado de

O TRAUMA NA PANDEMIA DO CORONAVÍRUS

Sítio.) *Homo sacer III. O que resta de Auschwitz: o arquivo e a testemunha.* São Paulo: Boitempo, 2011. (Coleção Estado de Sítio.) *Homo sacer IV. Altíssima pobreza: regras monásticas e forma de vida.* São Paulo: Boitempo, 2014. (Coleção Estado de Sítio.) *Homo sacer IV. II. O uso dos corpos.* São Paulo: Boitempo, 2017. (Coleção Estado de Sítio.)
_____. *Reflexões sobre a peste.* São Paulo: Boitempo, 2020.

BARRY, J. M. *A grande gripe. A história da gripe espanhola, a pandemia mais mortal de todos os tempos.* Intrínseca: Rio de Janeiro, 2000.

BIRMAN, J. *O sujeito na contemporaneidade.* Rio de Janeiro: Civilização Brasileira, 2013.

BOURDIEU, P.; PASSERON, J. C. *La Reproduction.* Paris: Minuit, 1970. [Ed. bras.: *Reprodução: elementos para uma teoria do sistema de ensino.* Petrópolis: Vozes, 2014.]

BOURDIEU, P. *Esquisse d'une Théorie de la pratique.* Genéve: Droz, 1972. [Ed. bras.: *Esboço de uma teoria da prática.* Diadema: Celta, 2002.]

_____. *A economia das trocas simbólicas.* São Paulo: Perspectiva, 1974.

BUTLER, J. "El capitalismo tien sus limites" [O capitalismo tem seus limites.] In AAVV. *Sopa de Wuhan.* Espanha, 2020. pp. 59-65. Disponível em: <tiempodecrisis.org/wp-content/uploads/2020/03/Sopa-de-Wuhan-ASPO.pdf?fbclid=IwAR386959-_q7FG9ZCeGsEFSxG-BOerZNNMf3s1hmLn8nYjcieT4QA-yyx6zE>.

CALCAGNO, L. "Pandemia é mais difícil para comunidade LGBT+ devido à intolerância em casa", *Correio Brasiliense*, Brasília, 28 jun. 2020. Disponível em: <www.correiobraziliense.com.br/app/noticia/brasil/2020/06/28/interna-brasil,867471/pandemia-e-mais-dificil-para-comunidade-lgbt--devido-a-intolerancia-em.shtml>.

CAMUS, A. *A peste.* 29 ed. Rio de Janeiro: Record, 2020.

REFERÊNCIAS BIBLIOGRÁFICAS

CANGUILHEM, G. *"L'Objet* de l'histoire des sciences". In *Études d'Histoire et de philosophie des sciences.* Paris: Vrin, 1968. [Ed. bras.: *Estudos de história e filosofia das ciências: concernentes aos vivos e à vida.* Rio de Janeiro: Forense Universitária, 2012.]

COSTA, R.; RUCKER, P. "Woodward book: Trump says he knew coronavirus was 'deadly' and worse than the flu while intentionally misleading Americans" [O livro de Woodward: Trump diz que sabia que Coronavírus era "mortal" e pior do que uma gripe enquanto intencionalmente enganou os americanos], *The Washington Post,* 9 de setembro de 2020. Disponível em: <www.washingtonpost.com/politics/bob-woodward-rage-book-trump/2020/09/09/0368fe3c-efd2-11ea-b4bc-3a2098fc73d4_story.html>.

DEFOE, D. (1651) *Um diário do ano da peste.* Porto Alegre: Artes e Ofícios, 1987.

DELEUZE, G.; Guattari, F. *Mille Plateaux, Capitalisme et schizophrenie 2.* Paris: Minuit, 1980. [Ed. bras.: *Mil platôs 2: capitalismo e esquizofrenia.* São Paulo: Editora 34, 2011.]

DREYSER, T. *An American Tragedy* [Uma tragédia norte-americana.] Nova York: Horace Liverisight, 1925.

DUMONT, L. *Essais sur l'Individualisme, une perspective anthropologique sur l'ideologie moderne.* [Ensaios sobre individualismo, uma perspectiva antropológica sobre a ideologia moderna.] Paris: Seuil, 1983.

FERREIRA, M. A. "Em meio à pandemia do Coronavírus, cresce o número de moradores de rua no Rio", *O Globo,* Rio de Janeiro, 18 jun. 2020. Disponível em: <www.oglobo.globo.com/rio/em-meio-pandemia-do-coronavirus-cresce-numero-de-moradores-de-rua-no-rio-1-24485283>. Acesso em 21 set. 2020.

FOUCAULT, M. *Naissance de la clinique. Une archéologie du regard medical.* Paris: PUF, 1963. [Ed. bras.: *O nascimento da clínica.* Rio de Janeiro: Forense Universitária, 2011.]

O TRAUMA NA PANDEMIA DO CORONAVÍRUS

_____. *L'Archéologie du savoir*. Paris: Gallimard, 1968. [Ed. bras.: *A arqueologia do saber*. Rio de Janeiro: Forense Universitária, 2012.]

_____. *Histoire de la Folie à l'Âge Classique*. Paris: Gallimard, 1971. [Ed. bras.: *História da loucura na Idade Clássica*. São Paulo: Perspectiva, 2014.]

_____. *Surveiller et Punir*. Paris: Gallimard, 1974. [Ed. bras.: *Vigiar e punir: nascimento da prisão*. Petrópolis: Vozes, 2014.]

_____. *Dits et écrits*. Volume I. Paris: Gallimard, 1994. [Ed. bras.: *Ditos e escritos – v. I – Problematização do Sujeito – Psicologia, Psiquiatria e Psicanálise*. Rio de Janeiro: Forense Universitária, 2010.]

_____. *Les Anormaux*. Paris: Gallimard/Seuil, 2001. [Ed. bras.: *Os anormais*. São Paulo: WMF Martins Fontes, 2010.]

FREUD, S. (1895). "Esquisse d'une Psychologie scientifique" [Esboço de uma psicologia científica.] In *Naissance de la psychanayse* [Nascimento da psicanálise.] Paris: PUF, 1972.

_____. (1895). "Qu'il est Justifié de séparer de la neurasthénie um certain complexe symptomatique sous le nom de 'névrose d'angoisse'." In *Névrose, psychose et perversion*. Paris, PUF, 1973. [Ed. bras.: "Que se justifica separar da neurastenia um certo complexo sintomático sob o nome de 'neurose de angústia". In *Neurose, psicose, perversão*. São Paulo: Companhia das Letras, 2016.]

_____. (1900). *L'Interprétation des rêves*. Paris: PUF, 1976. [Ed. bras.: *A interpretação dos sonhos: obras completas*. São Paulo: Companhia das Letras, 2019.]

_____. (1905). *Trois Essais sur la théorie de la sexualité*. Paris: Gallimard, 1962. [Ed. bras.: *Três ensaios sobre a teoria da sexualidade e outros textos*. São Paulo: Companhia das Letras, 2016.]

_____. (1913). *Totem et Tabou*. Paris: Payot, 1975. [Ed. bras.: *Totem e tabu*. São Paulo: Companhia das Letras, 2013.]

REFERÊNCIAS BIBLIOGRÁFICAS

_____. (1915) "L'Inconscient". In *Metapsychologie* [Metapsicologia]. Paris: Gallimard, 1968a. [Ed. bras.: *Introdução ao narcisismo, ensaios de metapsicologia e outros textos*. São Paulo, 2010.]

_____. (1915). "Le Refoulement" [O recalque]. In *Metapsychologie*. [Metapsicologia.] Paris: Gallimard, 1968b.

_____. (1915). "Pulsions et Destins des pulsions". In *Metapsychologie*: Paris, Gallimard, 1968c. [Ed. bras.: *As pulsões e seus destinos*. Belo Horizonte: Autêntica, 2013.]

_____. (1917) "Deuil et Melancolie". In *Metapsychologie*. Paris: Gallimard, 1968d. [Ed. bras.: "Luto e melancolia". In *Introdução ao narcisismo, ensaios de metapsicologia e outros textos*. São Paulo, 2010.]

_____. (1920). "Au-Delà du Principe du plaisir". In *Essais de Psychanalyse*. Paris: Payot, 1999. [Ed. bras.: *Além do princípio do prazer*. Porto Alegre: L&PM, 2018.]

_____. (1923). *Le Moi et le ça*. In *Essais de Psychanalyse*. Paris: Payot, 1981. [Ed. bras.: "O eu e o id". In *O eu e o id, autobiografia e outros textos*. São Paulo: Companhia das Letras, 2011.]

_____. (1926). *Inhibition, Symptôme et angoisse*. Paris: PUF, 1973. [Ed. bras.: *Inibição, sintoma e medo*. Porto Alegre: L&PM, 2018.]

_____. (1927). "Le Fétichisme". In *La Vie sexuelle*. Paris: Puf, 1973. [Ed. bras.: "O fetichismo". In *O futuro de uma ilusão e outros textos*. São Paulo: Companhia das Letras, 2014.]

_____. (1930). *Malaise dans la civilization*. Paris: PUF, 1971. [Ed. bras.: *O mal-estar na civilização*. São Paulo: Companhia das Letras, 2011.]

_____. "La Négation". In *Resultats, Idées, Problèmes.Volume II*. Paris: PUF, 1985. [Ed. bras.: "A negação". In *O eu e o id, autobiografia e outros textos*. São Paulo: Companhia das Letras, 2011.]

O TRAUMA NA PANDEMIA DO CORONAVÍRUS

GOETHE, J. W. *Fausto*. Belo Horizonte: Itatiaia; São Paulo: Universidade de São Paulo, 1981.

GRANDELLE, R. "Queimadas no Pantanal aumentam 189% em um ano", *O Globo*, Rio de Janeiro, 22 jul. 2020. Disponível em: <www.oglobo.globo.com/sociedade/sustentabilidade/queimadas-no-pantanal-aumentam-189--em-um-ano-1-24544466>.

GRIMAL, P. *Dictionnaire de la Mitologie Grecque et Romaine*. Paris: PUF, 1960.

HAN, B. C. "La emergência viral y el mundo de mañana" [A emergência viral e o mundo de amanhã]. In AAVV. *Sopa de Wuhan*. Espanha, 2020. pp. 97-111. Disponível em: <tiempodecrisis.org/wp-content/uploads/2020/03/Sopa-de-Wuhan-ASPO.pdf?fbclid=IwAR386959-_q7FG9ZCeGsEFSxGBOerZNNMf3s1hmLn8nYjcieT4QA-yyx6zE>. Acesso em 10 set. 2020.

JACOB, F. *La Logique du vivant*. Paris: Gallimard, 1966. [Ed. bras. *A lógica da vida*. São Paulo: Companhia das Letras, 2008.]

KELLY, J. *A grande mortandade. Uma história íntima da peste negra, a pandemia mais devastadora de todos os tempos*. Rio de Janeiro: Bertrand Brasil, 2011.

KELLY M.; KESSLER, G.; RIZZO, S. "President Trump has made more than 20,000 false or misleading claims" [Presidente Trump faz mais de 20 mil enunciações falsas ou enganosas], *The Washington Post*, 13 de julho de 2020. Disponível em: <www.washingtonpost.com/politics/2020/07/13/president-trump-has-made-more-than-20000-false-or-misleading-claims>.

LACAN, J. (1953) "*Fonction et Champ* de la parole et du langage en psychanalyse". In *Écrits*. Paris: Seuil, 1966. [Ed. bras.: *Escritos*. Rio de Janeiro: Zahar, 1998.]

_____. *Les Écrits techniques de Freud. Le Séminaire*. v. I. Paris: Seuil, 1975. [Ed. bras.: *O Seminário, livro 1: os escritos técnicos de Freud*. Rio de Janeiro: Zahar, 1986.]

REFERÊNCIAS BIBLIOGRÁFICAS

_____. *Les Quatre concepts fondamentaux de la psychanalyse.* Paris: Seuil, 1978. [Ed. bras.: *O seminário, livro 11: os quatro conceitos fundamentais da psicanálise.* Rio de Janeiro: Zahar, 1985.]

_____. *L'Éthique de la psychanalyse.* Paris: Seuil,1985. [Ed. bras.: *O Seminário, livro 7: A ética da psicanálise.* Rio de Janeiro: Zahar, 1988.]

MANNONI, O. *Clefs pour l'Imaginaire ou l'autre scène* [Chaves para o imaginário ou a outra cena]. Paris, Seuil, 1969.

MARLOWE, C. (1604) *A trágica história do doutor Fausto.* Lisboa: Inquérito, 1987.

MORIN, E. *La Complexité humaine* [Complexidade humana]. Paris: Flammarion, 1994.

NAÇÕES UNIDAS BRASIL. "Chefe da ONU alerta para aumento da violência doméstica em meio à pandemia do coronavírus", Brasil, 6 abr. 2020. Disponível em: <nacoesunidas.org/chefe-da-onu-alerta-para--aumento-da-violencia-domestica-em-meio-a-pandemia-do-coronavirus>. Acesso em 21 set. 2020.

NANCY, J. L. "Excepción viral". In AAVV. *Sopa de Wuhan.* Espanha, 2020. pp. 29-30. Disponível em: <tiempodecrisis.org/wp-content/uploads/2020/03/Sopa-de-Wuhan-ASPO.pdf?fbclid=IwAR386959-_q7FG9ZCeGsEFSxG-BOerZNNMf3s1hmLn8nYjcieT4QA-yyx6zE>.

NASCIMENTO. D. R. *As pestes do século XX: tuberculose e aids, uma história comparada.* Rio de Janeiro: Fiocruz, 2005.

NIETZSCHE, F. *Genéalogie de la Morale.* Paris: Gallimard, 1971. [Ed. bras.: *Genealogia da moral.* São Paulo: Companhia das Letras, 2009.]

O GLOBO. *Primeiro Caderno,* p. 10. Rio de Janeiro, ano XCV, número 31.762, 23 jul. 2020.

_____. *Caderno de Economia,* p. 19. Rio de Janeiro, ano XCV, número 31.763, 24 jul. 2020.

O TRAUMA NA PANDEMIA DO CORONAVÍRUS

_____. *Caderno de Economia*. p. 17. Rio de janeiro, ano XCV, número 31.763, 24 jul. 2020.

_____. "Covid-19: Ernesto Araújo denuncia 'comunavírus' e ataca OMS", 22 de abril de 2020. Disponível em: <www.oglobo.globo.com/mundo/covid-19-ernesto-araujo-denuncia-comunavirus-ataca-oms-24387155>.

_____. "Pediatras alertam para sintomas da Covid infantil", Caderno Sociedade, p. 8. Rio de Janeiro XCV, número 31.815, 14 set. 2020.

PETER, J. P. "Malades et maladies à la fin du XVIIIeme siécle" [Adoentados e doenças no fim do século XVIII], Annales E. S. C, Paris, 1967, número 4.

ROSEN, G. *Da polícia médica à medicina social*. Rio de Janeiro: Graal, 1976.

RUFFIÉ, J.; Sournia, J. C. *Les Épidémies dans l'histoire de l'homme* [As epidemias na história do homem.] Paris: Flammarion, 1984.

SARTRE, J. P. *Mortos sem sepultura*. Rio de Janeiro: Civilização Brasileira, 1968.

SHAKESPEARE, W. (1596). *A morte em Veneza*. Porto Alegre: L&PM, 2007.

SHELLEY, M. (1818). *Frankenstein*. São Paulo: Companhia das Letras, 1994.

SOUSA SANTOS, B. *A cruel pedagogia do vírus*. São Paulo: Boitempo, 2020.

THE NEW YORK TIMES, "Fauci Warns Coronavirus Could Disrupt Life Well Into New Year" [Fauci alerta que Coronavírus pode modificar a vida também no próximo ano], *The Coronavirus Outbreak*, 11 de setembro de 2020. Disponível em: <www.nytimes.com/2020/09/11/world/covid-19--coronavirus.html.>

TRINDADE, N.; BRESCIANI, E. "'Ninguém está aqui para descumprir a lei', diz Tereza Cristina sobre Amazônia", *O Globo*, Rio de Janeiro, 23 jul. 2020. Disponível em: <www.oglobo.globo.com/economia/ninguem-esta--aqui-para-descumprir-lei-diz-tereza-cristina-sobre-amazonia-24546406>.

REFERÊNCIAS BIBLIOGRÁFICAS

WATZLAWICK, P.; Beavin, J. H.; Jackson, D. D. *A pragmática da comunicação humana.* Rio de Janeiro; Cultrix, 1975.

WEBER, M. *Éthique Protestante et l'esprit du capitalisme.* Paris: Plon, 1964. [Ed. bras.: *A ética protestante e o "espírito" do capitalismo.* São Paulo: Companhia das Letras, 2004.]

WITTGENSTEIN. L. "Investigations philosophiques". In *Tractatus logico-philosophique suivi de Investigations philosophiques.* Paris: Gallimard, 1961. [Ed. bras.: *Tractatus Logico-Philosophicus.* São Paulo: Edusp, 2017.]

ŽIŽEK, S. *Pandemia: Covid-19 e a reinvenção do comunismo.* São Paulo: Boitempo, 2020.

O texto deste livro foi composto em Sabon,
desenho tipográfico de Adobe Garamond Pro
baseado nos estudos de Claude Garamond e
Jacques Sabon no século XVI, em corpo 12/16.
Para títulos e destaques, foi utilizada a tipografia
Frutiger, desenhada por Adrian Frutiger em 1975.

A impressão se deu sobre papel off-white
pelo Sistema Cameron da Divisão Gráfica
da Distribuidora Record.